Schwangerschaft und Geburt

Was dir niemand vorher sagt

Eine Frau spricht Klartext

Nora Deppermann

ISBN: 9781797533261

1. Auflage

Jahr der Veröffentlichung: 2019

Inhaltsangabe

Warum ich dieses Buch schreibe

Der Kinderwunsch, die Schwangerschaft und das Leben als „richtige" Familie – der Traum von so vielen Frauen und Paaren. Schwangerschaftsratgeber, Baby-Magazine und Mutter-Schulungen sind überall, doch nichts davon hat mich richtig auf meine eigene Schwangerschaft vorbereitet. Wie jede Frau hatte ich eine Vorstellung davon, wie das alles sein wird, beeinflusst von den Medien und von den Erzählungen anderer. Doch einige dieser Vorstellungen, die sich über so lange Zeit aufgebaut haben, sind so sehr enttäuscht worden, dass ich mir dachte: Warum sagt das einem keiner vorher? Ich habe so viele Erfahrungen gesammelt in der Schwangerschaft und im Alltag als Mutter, von denen nicht erzählt wird, die totgeschwiegen oder schöngeredet werden. Selbst die, die es eigentlich besser wissen sollten – meine Hebamme, meine Frauenärztin und andere Mütter – haben mir gewisse Dinge nicht so deutlich gesagt, wie ich sie tatsächlich erlebt habe.
Das habe ich zum Anlass genommen, dieses Buch zu schreiben, damit werdende Mütter sich gut auf ihre Schwangerschaft vorbereitet fühlen. Dabei geht es nicht darum, Angst zu verbreiten – eine Geburt ist etwas ganz Natürliches. Aber warum ist es im Jahr 2018 immer noch so, dass man gewisse Themen nicht einfach aussprechen kann? Warum kann man nicht einfach sagen, dass es auch Momente in der Schwangerschaft, bei der Geburt und danach gibt, die einfach nicht schön sind?
Ich will meine eigenen Erfahrungen teilen, damit andere die Antworten auf diese Fragen kennen, bevor sie selbst mit manchen unangenehmen Wahrheiten konfrontiert werden – so, wie ich mir das gewünscht hätte vor meiner eigenen Schwangerschaft. Mein Mann hat mich auch unterstützt, dieses Buch zu schreiben; er hat gesagt: „Wenn du das so empfindest, dann gibt es da draußen bestimmt Menschen, denen es genauso geht. Sprich darüber und erzähl es anderen, denn nur so kannst du ihnen helfen." Ich möchte letztendlich werdende Mütter und werdende Eltern aufklären, über Schwangerschaften, Geburt und das Leben danach.
In diesem Buch werde ich also meinen eigenen Weg durch die Schwangerschaft und zum Mutterwerden näher beschreiben und ehrlich erzählen, wie es mir in den verschiedenen Stadien ergangen ist. Dabei fange ich ganz am Anfang an: Ich machte einen Test und plötzlich war ich schwanger. Und was dann? Wen rufe ich zuerst an? Was mache ich als Erstes?

Erstmal zum Arzt. Und da werden der aufgeregten werdenden Mutter viele Untersuchungen angeboten, die weit über den Ultraschall hinausgehen. Für den medizinischen Laien stellt sich die Frage: Muss man das machen, sollte man das machen, will man das machen? Muss ich dafür Geld ausgeben? Und wenn ja, wie viel?
Doch da hört es noch lange nicht auf: stapelweise Babyliteratur, Fernsehsendungen, Vorbereitungskurse, Schwangerschaftsyoga für die werdenden Eltern ... und alle Anbieter schreien, dass sie nur das Beste für das Kind wollen. Im Dschungel der Schwangerschaftsindustrie ist es nicht leicht, zu verstehen, dass sie dir nichts Gutes damit tun möchten: Nein, das wollen sie nicht. Ganz oft wollen sie einfach nur dein Geld.
Dann der Endspurt kurz vor der Geburt. Da bekommt man nochmal eine Art Nestbau-Syndrom, wird panisch: „Das Kinderzimmer ist noch nicht fertig, so kann mein Kind niemals auf die Welt kommen!“ Solche Zwänge kommen hormonell, aber die Industrie verstärkt sie um ein Vielfaches. Ich selbst weiß jetzt im Nachhinein, dass ich mich viel zu sehr von dieser Sorte der hyperaktiven Mütter oder hundertprozentigen Frauen, bei denen immer alles wie geleckt aussieht, beeinflussen lassen habe.
Dann stellt sich auch die Frage, welche Rolle der werdende Vater in den Vorbereitungen spielen soll. Nimmt man ihn mit zu so einem Kurs? Wie bereitet man sich als Paar zusammen vor?
Das Thema Geburt ist natürlich ebenfalls zentral. Zuerst der Aufenthalt im Krankenhaus, die Frage, welches das richtige ist, welche Ärzte und Behandlungsmethoden man will und wie man sich betreuen lässt. Man macht unzählige Kreißsaalbesichtigungen, die einer Massenveranstaltung ähneln. Gefühlt hundert werdende Eltern quetschen sich in den schönsten Kreißsaal des Krankenhauses und lauschen gebannt den Worten des Arztes und der Hebamme. Aber auch stellt sich die Frage: Was bedeutet eine Geburt, für mich persönlich, als Frau? Vor der Scham und dem Schmerz, den man dabei ertragen muss, hat mich davor keiner gewarnt.
Natürlich ist das ganze Thema von hohen Erwartungen umrissen – dass nach der Geburt sofort alles wie verzaubert ist und rosa Wolken am Himmel hängen. Viel zu selten wird darüber gesprochen, dass das nicht jede Frau sofort fühlt. Bei mir hat es einige Tage gedauert, bis ich mich an die Umstellung gewöhnt hatte.
Dann war mein Kind da und ich kam nach Hause. Aber wie gestaltet man dann die ersten Tage, wie findet man zurück in den Alltag, der nun so anders ist? Ich habe gelernt, dass es darum geht, sich selbst nicht nur als Windeln wechselnde Mami zu sehen, die ausschließlich

aufräumt und das Kind betüddelt, sondern auch wieder als Frau – dass man wieder zurückkommt zu seinem alten Leben.
Es ist natürlich nicht so, dass ich die Zeit ganz furchtbar fand oder meine Tochter deswegen nicht liebe. Ganz im Gegenteil: Weil ich so viel durchgemacht habe als Mutter und so viele neue Erfahrungen gesammelt habe, liebe ich sie umso mehr. Das heißt aber nicht, dass der Weg meiner Schwangerschaft immer einfach war. Und ich finde, ich schulde es anderen werdenden Müttern und meiner eigenen Familie, die Wahrheit über meine Schwangerschaft zu erzählen.

Kapitel 1: Die Schwangerschaft und wie sie mein Leben komplett auf den Kopf gestellt hat

In diesem Kapitel beschreibe ich mein Leben vor und während der Schwangerschaft: wie und was sich alles für mich und meinen Mann von jetzt auf gleich mit dem angepinkelten Stäbchen geändert hat.
Vor der Schwangerschaft habe ich Vollzeit als Flugbegleiterin gearbeitet. Ich habe viel Sport gemacht und mich sehr gesund ernährt. Ich war viel unterwegs, war sehr selbstständig, immer in Bewegung und hatte viel Spaß an meinem Job. Langstrecken bin ich nicht geflogen, aber ich war europaweit unterwegs – manchmal für ein paar Nächte, manchmal bis zu fünf Tage am Stück. Nicht selten bin ich auch morgens um fünf zum Dienst gegangen und um vierzehn Uhr wieder nach Hause gekommen – die meisten Tage waren aber viel länger und anstrengender. Die Arbeitszeiten sind sehr verschieden in der Fliegerei – manchmal geht es morgens um drei los, manchmal nachmittags um fünf. Mein Mann arbeitet im Schichtdienst, und so waren wir es gewohnt, dass wir uns selten sahen und auch mal an Geburtstagen oder Weihnachten arbeiten mussten.
Es gibt, glaube ich, keinen Job, wo man jeden Tag, 365 Tage im Jahr sagt: „Juhu, ich darf heute arbeiten gehen!“ Aber ich habe meinen Job trotzdem gerne gemacht. Es war, ganz ehrlich, mein Traumjob, auch wenn es manchmal anstrengend war. Sonst hätte ich ihn nicht gemacht. Gerade für den Dienstleistungssektor muss man einfach gemacht sein, sonst hat man dort nichts verloren. Ich bin immer gerne für meine Airline ins Flugzeug gestiegen, habe gerne meine Uniform getragen, war immer stolz darauf.
Ich wäre nach meinem Jahr in Elternzeit gerne zur Fliegerei zurückgekehrt. Doch dann ist die Airline, für die ich gearbeitet habe, insolvent gegangen. Würde meine Firma noch existieren, könnte ich in Teilzeit zurückkommen, was natürlich perfekt gewesen wäre. Aber dazu habe ich leider keine Möglichkeit mehr. Bei den meisten Airlines fängt man in Vollzeit an und kann nicht direkt in Teilzeit einsteigen. Ein paar meiner Kollegen sind nach einem kurzen Bewerbungsverfahren in anderen Airlines untergekommen und konnten auch auf höheren Gehaltsstufen einsteigen. In einem Jahr, am Ende meiner Elternzeit, ist das aber nicht mehr aktuell. Um da hineinzukommen, hätte ich gleich nach der Geburt in Vollzeit zurückkehren müssen, und das wollte ich nicht – dafür bin ich ja nicht Mutter geworden. Ich

werde am Ende des Jahres sehen müssen, wo ich in Teilzeit arbeiten und wie ich das mit meiner Tochter vereinbaren kann.
Dabei bin ich mir inzwischen für keinen Job zu schade. Nach einem Jahr zu Hause brauche ich das, nicht nur für den Kopf, sondern auch für die Seele. Wenn man ein Jahr mit seinem Kind zu Hause verbracht hat, dann wird man irgendwann ein bisschen wahnsinnig, da will man wieder raus und mit erwachsenen Menschen zu tun haben. Ich brauche ein bisschen Arbeit und was für das Köpfchen – dafür habe ich ja letzten Endes auch mein Abitur gemacht. Egal, was es ist. Hauptsache, ich bekomme wieder einen Ausgleich zu meinem Mamaleben. Ich werde nach meinem Jahr „Auszeit" also komplett bei null anfangen und sicher nicht den guten Arbeitsvertrag bekommen, den ich hatte. Mit der Fliegerei, meinem Traumjob, ist es also erstmal vorbei.
Doch beginnen wir am Anfang meiner Reise auf dem Weg zum Mutterwerden. Eines Morgens um fünf Uhr vor der Arbeit pinkelte ich auf einen kleinen Teststreifen und wusste plötzlich, dass ich schwanger bin. Und dann ging alles ganz schnell. Wir in der Fliegerei bekommen sofort ein Berufsverbot erteilt, wenn wir schwanger werden, wegen der Strahlenbelastung in der Kabine. Von einer Sekunde auf die andere war ich also zu Hause. Es fühlte sich so an, als ob mir mein ganzes Leben weggerissen wird, von jetzt auf gleich.
Die große Frage für mich war: Was mache ich jetzt mit der Zeit? Die Schwangerschaft wird, ganz wortwörtlich, zum einzigen Lebensinhalt. Dabei hatte ich eigentlich Glück, denn meine Schwangerschaft verlief, medizinisch gesehen, problemlos. Aber das heißt nicht, dass alles perfekt war. Meine komplette Routine war weg: morgens aufstehen, sich herrichten, zur Arbeit – Essenszeiten, Arbeitszeiten, freie Tage … wenn man so plötzlich aufhört zu arbeiten, fällt man emotional in ein Loch, weil man auf einmal keine Aufgabe mehr hat und sich wie ein Aussätziger fühlt. Alle anderen gehen ja nach wie vor arbeiten und du hängst den ganzen Tag wie ein Assi in Jogginghose zu Hause rum.
Für mich war die Untätigkeit besonders schlimm, weil ich keinen Sport mehr machen durfte, nur noch leichtes Nordic Walking. Vorher bin ich 20 Kilometer gelaufen, wenn ich Lust hatte. Ich hätte am liebsten diese Stöcke in den Wald geschmissen und wäre trotzdem losgerannt. Nordic Walking hat mich einfach nicht erfüllt. Ich bin auch kein Fan von Pilates und Qigong. Nein, ich brauche einen auspowernden Sport, aber das war mir leider verboten. Und aus Langeweile isst man dann, wird dicker und immer unzufriedener. Ich konnte Montagmorgens die Uhr danach stellen – ich hatte immer ein Kilogramm mehr

auf den Hüften. Ich war früher sehr schlank mit 1,70 Meter und 53 Kilogramm. Das war ich ab Mitte der Schwangerschaft nicht mehr. Wie ich also daheim vor meinem Kuchenstück, meiner Schokolade oder meinem zweiten Teller Auflauf saß, dachte ich mir die ganze Zeit: Das ist nun das, was alle so toll finden? Wirklich?
Und dann war da noch die Beziehung zu meinem Mann. Ich denke, es ist für jedes Paar eine Prüfung, ein Kind zu bekommen – und das sollte Paaren auch bewusst sein, bevor sie sich auf die Reise machen. Es ist der ultimative Stresstest für jedes Paar. Vor allem, wenn es – wie bei mir – ein heftiger Einschnitt ist, wenn man von einem Tag auf den anderen nicht mehr arbeiten und keinen Sport mehr machen darf. Da sich unser Lebensstil plötzlich so sehr voneinander unterschied, kam es zu einigen Streitereien. Ich saß manchmal schon mittags in der Küche und wartete darauf, dass mein Mann nach Hause kommt, weil er der einzige Kontakt zur Außenwelt war. Er war einfach genervt und wollte, dass ich mir „ein Hobby" suche. Und natürlich wurde ich auch jeden Morgen böse angeschaut, wenn er um 5:30 Uhr aufstehen musste und ich mich nochmal im Bett umdrehen konnte. Das war eine große Belastung und eine Riesenumstellung für uns als Paar.
Ich war unzufrieden, wurde dicker und fühlte mich einfach nicht so, wie alle sagen: der ach so tolle „Schwangerschaftsglow", dieses innere Strahlen, von dem alle reden, das wollte sich einfach nicht einstellen. Stattdessen habe ich Pickel bekommen und mich unwohl gefühlt. Und dann war ich nicht ausgelastet, hatte das Gefühl, nicht gebraucht zu werden. Mein Arbeitsleben hat mir plötzlich sehr gefehlt: selbst das Aufstehen inmitten der Nacht, selbst die Bereitschaftsanrufe um drei Uhr morgens, wo ich innerhalb von einer Stunde gestylt und lächelnd am Flughafen stehen musste. Das alles wirkte plötzlich sehr weit weg.
Das hat mein Mann natürlich abbekommen. Und für ihn war es auch sehr schwer, meine Situation zu verstehen. Er sagte: „Was würde ich dafür geben, wenn ich jetzt mal zu Hause herumhängen könnte." Doch so einfach war das für mich nicht, diese „Sinnlosigkeit". Deshalb habe ich begonnen, mich abzulenken. Ich habe mich mit Müttern und anderen Schwangeren getroffen. Bin Kaffee trinken gegangen. Habe Geld ausgegeben. Doch diese Unzufriedenheit, tief in mir drin, die blieb fürs Erste.

Kapitel 2: Der Kinderwunsch

In diesem Kapitel beschreibe ich den Beginn unseres Kinderwunsches und welche verrückten Dinge man (Frau) macht, um dem Ziel des positiven Schwangerschaftstestes näherzukommen.
Man wird ja bekanntlich älter. Oder soll ich sagen: Frau wird älter. Und je älter ich wurde, desto mehr habe ich gespürt, wie meine Hormone sich lauter und lauter meldeten. Auch meine Gebärmutter mischte sich ein und sagte: „Hallo, mich gibt es auch noch. Ich will jetzt das tun, für das ich gemacht wurde." Und natürlich hatte ich Vorstellungen von dem Leben, das ich führen will – als Frau und als Paar. Ich bin mit meinem Mann seit über zehn Jahren zusammen, also schon eine kleine Ewigkeit. Als Paar haben wir uns dann irgendwann die Frage gestellt: Butter bei die Fische, wollen wir nun Kinder oder eben nicht?
Ob man ein Kind will oder nicht, das kann man nicht herausfinden, wenn man mal Babysitten geht und zehn Stunden auf das Baby von Freunden aufpasst. Diese Frage kann einem keiner vorher beantworten. Entweder man will es ausprobieren oder man lässt es. Ich hätte mich immer gefragt: „Was wäre, wenn ...?" Ich hätte immer das Gefühl gehabt, ich würde was verpassen. Man kann leider kein Kind auf Probe bei Ebay ersteigern und sagen: „Ja, wenn du mir nicht gefällst, dann tausche ich dich wieder um." Ich glaube, diese Frage beantwortet einem das Bauchgefühl schon richtig.
Klar, ich wurde bei jeder Kontrolluntersuchung beim Arzt gefragt: „Haben Sie einen Kinderwunsch? Könnten Sie schwanger sein?" Ich glaube, da kam der Wunsch nach Kindern, der einfach in mir gewachsen ist. Irgendwann hat die Frau diesen Wunsch in sich, als wenn einer eine Synapse im Kopf anläutet und sagt: „So, jetzt möchtest du aber bald Kinder." Dann willst du es auch sofort, wie auf Bestellung. Oder du hast gar keinen Kinderwunsch. Aber bei mir, da war er dann doch da.
Angst, dass ich keine Kinder bekommen könnte und „zu alt" bin, hatte ich eigentlich noch nicht. Meine Ärztin hatte mir bestätigt, dass alles im grünen Bereich ist, und ich war Anfang 30, als ich mich dazu entschloss, ein Kind zu bekommen. Heutzutage ist es normal, dass man sich als Frau erstmal beruflich orientieren und unabhängig sein will, bevor man an Kinder denkt. Auch Mitte 30 ist ein ganz normales Alter, um zum ersten Mal über den Kinderwunsch nachzudenken.
Schon bevor ich und mein Mann beschlossen, dass es an der Zeit ist, ein Kind zu bekommen, hatte ich die Pille abgesetzt und wir haben erstmal zu Kondomen gewechselt. Dabei machte ich mir zum ersten

Mal Gedanken darüber, was es eigentlich bedeutete, dass ich seit Jahren hormonelle Verhütung verwendet hatte. Meine Ärztin hatte mich nie über Nebenwirkungen und hormonelle Effekte aufgeklärt; und auch sonst findet man dazu wenige Informationen. Erst, als ich die Pille weggelassen habe, wurde mir klar, was sie mit mir gemacht hat. Ich fühlte mich, als ob ich zum ersten Mal aus einem langen Schlummer aufgewacht wäre. Mit der Pille fühlt man sich wie unter einer Käseglocke. Lust auf Sex hatte ich die ganzen Jahre auch nicht so richtig.

Erst wenn man die Pille absetzt, spürt man diese Veränderungen am eigenen Leib. Bei mir war das vor allem körperlich: Ich hatte extreme Wassereinlagerungen und habe nach dem Absetzen viel abgenommen. Plötzlich konnte ich meinen eigenen Körper auch wieder intensiver wahrnehmen. Zum ersten Mal seit Jahren wusste ich zum Beispiel, wann mein Eisprung ist, und habe mich einfach viel befreiter gefühlt.

Natürlich ist die Pille das sicherste Verhütungsmittel und für junge Frauen die beste Methode, sich vor ungewollten Schwangerschaften zu schützen. Aber ich finde es schade, dass viele Frauen unnötig lange die Pille nehmen und nicht richtig über alternative Methoden informiert werden, die es heute schon gibt. Vor allem, wenn man lange mit dem Partner zusammen ist und eine Schwangerschaft keine „Vollkatastrophe" mehr wäre, ist ein Umstieg auf andere Verhütungsmethoden als Vorbereitung auf die Schwangerschaft sicher keine schlechte Idee, damit sich der Körper wieder „an sich selbst" gewöhnen kann.

Als wir die Entscheidung getroffen haben, schwanger zu werden, hat es erstmal ganz entspannt angefangen – wenn es klappt, ist gut, wenn nicht, dann nicht. Und bei manchen Paaren klappt es auch sofort. Bei uns war das nicht der Fall und es hieß erstmal warten. Und warten. Als sich nach ein paar Monaten immer noch nichts getan hatte, wurde ich etwas ungeduldig und nervös. Warum funktioniert das nicht? Das müsste doch jetzt langsam klappen! Von Monat zu Monat habe ich mich mehr reingesteigert. Mein Mann, der hat sich keinen Kopf gemacht. Viel von dem, was ich in den nächsten Monaten an Stress erlebte, habe ich ihm anfangs nicht mal erzählt.

Irgendwann habe ich mich mal umgeschaut, was man denn so machen kann. Zu dieser Zeit habe ich im Fernsehen eine Werbung für einen Ovulationstest gesehen. Der misst am Urin, wann der Eisprung ist und damit auch, wann die fruchtbaren Tage sind. Zu diesem Zeitpunkt war ich extrem beeinflussbar und habe mir natürlich sofort diesen Test gekauft – das war der Anfang des Teufelskreises, in dem

ich für die nächsten acht Monate gefangen war. Nachts bin ich nicht mehr auf die Toilette, damit ich morgens schön viel Urin für den Test hatte. Und die Ergebnisse hat man dann per Messenger am besten auch noch der Freundin geschickt: Pinkelorakel. Sieht es so aus, als ob ich meinen Eisprung habe? Plötzlich war mein ganzer Alltag auf den Kopf gestellt: alle Hebel standen auf Empfängnis.
Insgesamt habe ich für all die Ovulations- und Schwangerschaftstests in diesem Jahr sicher dreihundert Euro ausgegeben. Nötig war das nicht. Klar weiß man damit auf die Sekunde genau, wann der Eisprung ist – aber wenn man einfach ein bisschen besser hinhört, dann sagt einem das der Körper auch ohne Tests. Früher hat das auch funktioniert, mit dem Kinderkriegen. Aber dieser Wahn hat mich gefangen gehalten und ich musste immer noch einen, nur noch einen Test mehr machen.
Ich glaube, dass viele Frauen diese Wahnsinnigmacherei um die Empfängnis zu Tode schweigen. Wenn man im Supermarkt einen Ovulationstest kauft, sagt die Kassiererin sicher nicht: „Oh, die Marke ist aber klasse, die benutze ich auch!" Nein, die Panik um den Eisprung ist ein offenes Geheimnis – aber selten das Thema einer Konversation.
Das Leben drehte sich nur noch um den Eisprung. Da ich und mein Mann beide wechselnde Schichten hatten, wurden Dienstpläne verglichen: Wann bin ich unterwegs? Wann ist der Mann am Arbeiten? Habe ich gemerkt, dass mein Einsprung auf einen Tag fällt, an dem ich einen Flug mit Übernachtung habe, machte ich mich panisch daran, den Dienstplan umzuwerfen. Dann wurden die Kolleginnen angeschrieben: „Du, können wir den Flug tauschen?" Fragte die Kollegin, warum, wusste ich nicht, was ich sagen sollte. So gut kannte ich die Kollegin ja nicht, kann ich ihr da von meinem Eisprung erzählen? Nein, lieber nicht. Also habe ich gelogen: Da ist ein Geburtstag. So viele Geburtstage wie in diesem einem Jahr habe ich echt selten „gefeiert".
Manchmal kam ich nicht vor elf Uhr abends heim am Tag des so wichtigen Eisprungs – mein Mann musste um halb sechs am nächsten Morgen aufstehen. Und trotz allem habe ich versucht, den Programmpunkt „Kinderzeugen" noch dazwischenzuschieben. Immer geklappt hat das nicht, die Arbeit ging eben vor. Und manchmal hat man auch einfach keine Lust mehr: Sex und Kinderkriegen machen sich eben nicht so gut als To-do-Liste. Als ich an diesem einen Abend um 23 Uhr auf der Matte stand und meinen Mann wachrüttelte, um jetzt doch bitte ein Kind zu zeugen, hat der mir nur den Vogel gezeigt

und sich wieder umgedreht. Das kann ich ihm im Nachhinein nicht verübeln.
Mein Mann musste viel einstecken während dieser Zeit. Bei jedem Eisprung hieß es: Jetzt bei Fuß, auf ins Bett! Er hat sich sicher gefühlt wie ein Karnickel auf Bestellung. Schon auf Arbeit bekam er am Stichtag die Nachricht: „Heute ist Eisprung", damit er sich geistig auf seinen Einsatz vorbereiten konnte: „Heute bitte Sex, und zwar mehrmals." Das wird selbst dem Mann irgendwann zu viel. Romantisch war das natürlich nicht und funktioniert hat es auch nicht. Und irgendwo verliert sich auch der Sinn des Ganzen, wenn das Kind, der ultimative Ausdruck der Liebe zwischen zwei Menschen, zu Sex nach Terminvereinbarung verkommt. Und in all dem Stress wird der Sex natürlich auf die wichtigen Tage verschoben: „Mann" muss seine Patronen dann verschießen, wenn sie auch ins Ziel treffen können, den Rest des Monats wird schön gespart.
Nein sagen durfte mein Mann auch kaum mehr. Und hatte er dann doch mal keine Lust, ging bei mir gleich die Gedankenspirale los: Will mein Mann überhaupt noch ein Kind? Ich mache mir all diese Arbeit, all die Tests, und der schafft es noch nicht mal, mit mir in die Kiste zu steigen! Und warum trinkt er eigentlich noch Bier? Davon werden die Spermien träge. Und die Sitzheizung? Bitte aus. Am Ende dieses Wahnsinns war es im Bett fast so frostig wie im ungeheizten Auto. Ich habe zwar versucht, den ganzen Stress zu überspielen, aber ich wurde immer schnippischer und innerlich habe ich manchmal vor Wut gekocht. Hatte es nämlich in einem Monat nicht funktioniert, hieß es wieder vier Wochen warten.
Ich glaube, am schlimmsten war die Geheimniskrämerei während dieser Zeit. Mein Mann hatte keine Ahnung, wie oft ich diese Ovulationstests machte, weil ich sie immer schön versteckt habe. Wenn er dann die obligatorische „Ich habe Eisprung, spring ins Bett!"-Nachricht bekam, wurde er manchmal misstrauisch und fragte: „Warum weißt du das denn so genau?", woraufhin ich ihm eine ausweichende Antwort gab. Aber da hat es mit den Halbwahrheiten nicht aufgehört. Einmal waren wir am wichtigen Eisprungtag beide zu Hause und ich bekam eine Einladung zum Grillen für uns beide. Anstatt zuzusagen und sich einen schönen Abend mit Freunden zu machen, habe ich die Einladung abgelehnt und meinem Mann nichts gesagt. Er war an dem Abend, in meinen Wahngedanken, ja schon zum Kindermachen verabredet.
Ich habe mich immer gefragt, ob das anderen Paaren auch so ging, dass der Stress einfach überhandgenommen hat. Ich bin mir sicher, dass ich nicht die Einzige war, die das so stark gespürt hat. Darüber

geredet haben andere Paare natürlich nicht. Aber für mich war der Stress ausschlaggebend. Ich habe mich so aufs Kinderkriegen versteift, dass der Druck immer mehr gewachsen ist. Ich war so verbissen, dass ich links und rechts nichts mehr wahrgenommen habe – selbst meinen Partner nicht. Ich glaube bis heute fest daran, dass genau das der Grund war, warum es am Ende so lange gedauert hat, bis es geklappt hat. Ich hatte einfach nicht das richtige „Mindset", um schwanger zu werden.

Vielleicht ist es doch so, dass der Mann einen etwas objektiveren Blick behalten kann. Deshalb kann ich anderen Paaren nur den Ratschlag geben, schon während der Phase des Kinderwunsches offen miteinander zu reden. Ich selbst war zu diesem Zeitpunkt schon so im Wahn, dass ich gar nicht mehr klar sehen konnte. Da muss der Mann auch ehrlich sein und sagen: „Sex auf Bestellung will ich nicht. Ich will es lieber romantisch." Das ist für viele Männer natürlich nicht ganz einfach: zuzugeben, dass sie keine Lust haben oder es nicht erzwingen wollen. Viele parieren dann, weil sie Angst haben, dass die Partnerin sonst denkt: „Mein Mann schafft es nicht einmal, ein Kind zu zeugen." Sie wollen bestimmt auch nicht als unmännlich dastehen, wenn sie da eine Linie ziehen.
Erst später wurde mir klar, wie sehr ich meinen Partner mit meiner Verbissenheit gestresst habe. Der bekam ständig Nachrichten über meinen Eisprung, hat jeden Monat mein Auf und Ab mitbekommen, und ich war gar nicht in der Lage, zu verstehen, wie ich ihn damit unter Druck setzte und negativ beeinflusste. Erst im Nachhinein wurde mir klar, wie bescheuert ich mich in dieser Zeit eigentlich verhalten habe.
Doch mit dem Eisprung war der Teufelskreis natürlich nicht vorbei. Nach jedem Eisprung kam dann eine Phase des Wartens. Jeden Monat aufs Neue habe ich mir Hoffnungen gemacht, war mir sicher, dass es diesmal geklappt hat. Und wie man wartet, kommt man in einen Strudel: Man bildet sich plötzlich alle möglichen Symptome einer Schwangerschaft ein. Ich fragte mich ständig: Sind meine Brüste größer geworden? Zieht da etwas im Unterleib? Für mich ist das von Monat zu Monat schlimmer geworden, weil ich dachte: Wir verhüten nicht mehr, jetzt muss es doch langsam klappen!
Diese Gedanken überrannten mich in den seltsamsten Momenten. So stand ich beispielsweise beim Boarden im Flugzeug und sagte „Guten Morgen" zu all den Geschäftsleuten, als mir plötzlich der Gedanke durch den Kopf schoss: Irgendwie zwickt es, irgendwie fühlt sich mein Körper nicht richtig an. Könnte ich schwanger sein? Von

jedem Eisprung bis zu meiner Regel dachte ich: diesmal aber, diesmal hat es geklappt. Und wenn ich dann meine Regel bekam, setzte natürlich sofort die Enttäuschung ein.
In der Zeit bin ich auch immer häufiger zu meiner Ärztin gegangen und habe mehr und mehr unnötige Untersuchungen machen lassen. Ich dachte: Was, wenn ich gar nicht schwanger werden kann? Ständig habe ich mich gefragt, ob etwas nicht mit mir stimmt, und irgendwann auch angefangen zu denken, dass es vielleicht mein Mann ist, der ein Problem hat. Das war natürlich der Abturner schlechthin.
In dieser Zeit hatte ich einen Termin beim Frauenarzt, an den ich mich ganz genau erinnern kann. Da war sich meine Frauenärztin nicht ganz sicher, ob ich schwanger bin oder nicht, und ich musste einen Schwangerschaftstest machen. Nachdem ich meinen Urin abgegeben hatte, musste ich ein paar Minuten auf meine Ergebnisse warten. Als die Schwangerschaft plötzlich in greifbare Nähe rückte, dachte ich mir: Verdammt, was habe ich da bloß getan? Trotz des Hormonchaos bekam ich Angst. Man verliert durch die Entscheidung, Eltern zu werden, ganz plötzlich einschneidende Freiheiten, die man davor als selbstverständlich betrachtet hat. Ich habe zum Beispiel vor meiner Schwangerschaft gerne mal ein Glas Wein nach Feierabend getrunken. Das war danach nicht mehr möglich. Auf meinen Flügen habe ich auch viel mitbekommen: Manchmal sind Kinder allein gereist und als Flugbegleitung habe ich mich dann den Flug über um das Kind gekümmert, was sehr anspruchsvoll sein kann. Auch im Freundeskreis bekommt man am Rande mit, wie es ist, wenn man ein Baby zu Hause hat. Immer wieder habe ich mich gefragt: Will ich das überhaupt? Eigentlich ist mein Leben doch so ganz gut so, wie es jetzt ist. Ich kann immer das machen, was ich will. Ich muss auf nichts und niemand Rücksicht nehmen. Bin ich wirklich bereit für ein Kind? Kann ich überhaupt Mutter sein? Kann ich ein Kind großziehen? Ein Kind kann man nicht einfach ausschalten, wenn man keine Lust mehr aufs Mamadasein hat.
Bei mir war es so, dass der Wunsch nach einem Kind einfach zu groß war. Ich habe mich daran erinnert, dass ich nur dieses eine Leben habe und dass ich es mit einem Kind teilen will. Ich hatte Angst, ich verpasse etwas, dass mir diese Erfahrung fehlt. Ich will aus meinem Leben das Bestmögliche machen und da gehört ein Kind für mich dazu. Diese Ängste, ob es die richtige Entscheidung ist oder nicht, die wird man immer wieder haben – das gilt für den Mann genau wie für die Frau. Man wächst als Elternpaar aber an seinen Entscheidungen mit.

Während des Jahres zwischen der Entscheidung und meiner Schwangerschaft kam es mir manchmal so vor, als hätte sich das Universum gegen mich verschworen. Es fühlte sich fast so an, als wäre jeder um mich herum plötzlich schwanger: die Freundinnen, die Kolleginnen, die Passagiere auf den Flügen. Ich sah plötzlich nur noch Bäuche: Da war eine Schwangere mit vier Kindern im Flieger, dann die Schwangeren im Park beim Spaziergang. Überall nur noch Kugeln, als ob es irgendwo ein Nest geben würde, von dem jeder weiß, nur ich nicht. Mein „schönstes“ Erlebnis war bei meiner Frauenärztin. Es waren ein Dutzend Frauen im Wartezimmer und jede einzige war schwanger – nur ich nicht. Ich dachte mir: Will man mich verarschen? Will man mich extra quälen? Ein Dutzend Frauen und ich bin die einzige, die nicht schwanger ist. Wo ist hier die Kamera? Was machen die richtig? Was mache ich falsch?
Zugeben tut es sicher keiner, aber es hat sich wie ein Wettbewerb angefühlt und ich war manchmal richtig neidisch und dachte mir insgeheim: „Mann, und warum kriegen die jetzt ein Kind und ich nicht?“ Böse gemeint war das nicht, aber es tat mir manchmal schon weh, zu sagen: „Oh, herzlichen Glückwunsch, das freut mich aber!“ Innerlich freut man sich nicht, weil man so in seinem eigenen Stress gefangen ist und jetzt endlich selbst ein Kind will.
Gegen Ende war das Stresslevel so hoch, dass selbst meine Ärztin meinte, ich muss wieder runterkommen. Mein Mann hat das glücklicherweise irgendwann gemerkt und mir klipp und klar gesagt: „So, jetzt beruhige dich mal wieder. Das wird schon alles. Deine Eierstöcke klackern gerade zu sehr aneinander. Wir wollen hier ja keinen Wettbewerb gewinnen.“ Das habe ich in dem Moment gebraucht und ich bin meinem Mann dafür sehr dankbar. Natürlich kommt es immer auf die Persönlichkeiten in einer Beziehung an, aber wenn man zusammen Kinder haben will, dann sollte diese Offenheit, meiner Meinung nach, auch möglich sein.
Als ich mich wieder etwas besinnt hatte, wurden wir beide wieder entspannter. Ich habe die Tests einfach Tests sein lassen, und es ist wieder ein bisschen Normalität in die Beziehung eingekehrt. Wir haben wieder angefangen, das Leben zu genießen, und es wurde auch wieder romantischer im Schlafzimmer. Ein Jahr nach unserem Entschluss, ein Kind zu bekommen, bin ich dann – endlich! – schwanger geworden.
Nach meinem gefühlten Wahnsinn in diesem Jahr kann ich Paaren, die einen Kinderwunsch haben, nur eines mit auf den Weg geben: Macht euch nicht zu sehr verrückt. Hört auf euer Bauchgefühl, hört auf einander und verliert die Freude nicht – nicht am Leben und auch

nicht am Sex! Sind die gesundheitlichen Fragen geklärt und steht fest, dass beide Partner, medizinisch gesehen, Kinder bekommen können, dann heißt es einfach abwarten. Man kann nichts erzwingen. Der Stress, den ich mir gemacht habe, hat keinem geholfen und im Nachhinein nur viel Geld für all die Tests gekostet. Das hätte ich mir, ganz wörtlich, einfach sparen können.

Kapitel 3: Endlich schwanger!

In diesem Kapitel erzähle ich euch, wie es war, als ich endlich schwanger geworden bin und wie ich die ersten Wochen meiner Schwangerschaft empfunden habe.
Nachdem ich so lange vergebens auf die Schwangerschaft hingefiebert und mich – glücklicherweise – wieder etwas beruhigt hatte, war es auf einmal so weit. Zu diesem Zeitpunkt war ich tatsächlich ganz entspannt und bemerkte eines Dienstagmorgens fast zufällig, dass meine Periode überfällig war. Ich hatte mich die Tage davor ein bisschen seltsam gefühlt, bin aber ironischerweise nicht auf den Trichter gekommen, dass ich eventuell schwanger sein könnte. Ich dachte, ich hätte mir einfach einen Virus eingefangen.
Dann habe ich doch nochmal einen Schwangerschaftstest hervorgekramt – genug hatte ich ja von meiner ganzen Testerei –, auf das Stäbchen gepinkelt und den Test dann prompt vergessen, nachdem ich ihn zur Seite gelegt hatte. Ich bin erstmal unter die Dusche gegangen und als ich danach doch darauf guckte, stand da tatsächlich „schwanger“! Erst konnte ich es gar nicht glauben. Ich habe immer wieder darauf schauen müssen, aber es hat sich einfach surreal angefühlt, als ob ich in einem Film wäre.
Erst mal bin ich dann im Badezimmer hin- und hergelaufen wie eine verrückte Ameise. Dann ging das Gefühlschaos erst richtig los. Ich war völlig durcheinander. Monatelang hatte ich mich gestresst mit dem Thema Schwangerschaft und jetzt fiel plötzlich eine Last von mir ab. Ich dachte: Endlich haben wir es geschafft! Ich dachte auch: Von jetzt an wird ja alles entspannt sein.
Falsch gedacht! Der Stress fing jetzt erst richtig an.
Plötzlich schossen mir hundert Fragen durch den Kopf, obwohl ich so lange auf diesen Moment gewartet habe. Was mache ich jetzt? Wie sage ich es dem Mann? Wen rufe ich an? Was muss ich tun, weil … und überhaupt? Was um Himmels willen haben wir da nur angestellt? Wir kriegen tatsächlich ein Kind. Ich war völlig verunsichert.
Dann habe ich beschlossen, mich erstmal wieder zu sammeln und legte mich nochmal ins Bett. Um Punkt acht Uhr, als die Frauenärztin (endlich) aufmachte, habe ich sofort angerufen. Ich dachte, dass ich gleich in die Praxis kommen kann. Doch die nette Sprechstundenhilfe war nicht halb so aufgeregt wie ich. Es war ja bei weitem nicht die erste Schwangerschaft für sie und ihr Enthusiasmus hielt sich stark in Grenzen. Sie sagte nur lapidar: „Ja, da sind Sie aber etwas zu früh dran. Auf dem Ultraschall können wir jetzt noch gar nichts sehen.“

Verständlich, aber im ersten Moment für mich doch eine Enttäuschung. Für mich hat sich mit dem Schwangerschaftstest mein ganzes Leben geändert – für die Sprechstundenhilfe nicht. Sie legte den Hörer auf.
Doch da kam schon die nächste Erkenntnis: Als Flugbegleiterin durfte ich in der Schwangerschaft wegen der Strahlenbelastung nicht mehr arbeiten. Und das musste nun eben vom Arzt bescheinigt werden. Also ging mein zweiter Anruf erneut zur Sprechstundenhilfe, die nun schon hörbar entnervt von meinem Übermut war. Mit ein bisschen Überzeugungskraft konnte ich ihr trotz allem verständlich machen: Ja, ich bin eine frisch gebackene Schwangere. Ja, ich mache das zum ersten Mal, bin extrem aufgeregt und durcheinander. Aber ja, ich brauche wirklich ein Attest für die Arbeit.
Später, beim Arzt, haben sie mich erstmal warten lassen, verständlicherweise. Diesmal waren auch nicht alle anderen im Wartezimmer sichtlich schwanger. Dafür war eine Mama mit neuem Baby da, zur Nachuntersuchung, und sofort ging es wieder mit meinem Kopfkino los: krass, dachte ich mir. So einen kleinen Wurm haben wir also auch bald zu Hause.
Ich war irgendwann nach der Mittagspause dran und durfte erstmal in einen Becher pinkeln. Und prompt konnte ich nicht liefern. Ich hatte nicht dran gedacht, dass ich schon zum zweiten Mal an einem Tag eine Urinprobe brauchen würde. Aber irgendwie habe ich mir dann doch noch etwas rausgepresst. Ein kleiner Tipp für alle Schwangeren: immer mit voller Blase zum Arzt fahren und bloß nicht davor aufs Klo gehen. Bei jeder Untersuchung wird nämlich eine neue Urinprobe verlangt.
Der Test war auch beim Arzt positiv. Als Nächstes hat mich meine Ärztin von innen abgetastet. Und wie sie da ihre Hand gefühlt bis zu meinen Mandeln hochgeschoben hat, bekam ich meinen ersten Eindruck von den beschützenden Gedanken einer Mutter. Mir schoss durch den Kopf: dass die mir da bloß nichts kaputt macht! Der Gedanke kam mir ganz plötzlich und natürlich war er total irrational, die Ärztin macht das ständig. Aber das war nicht das letzte Mal, dass ich mich selbst bei solchen Gedanken erwischte. Danach hat sie noch einen Ultraschall gemacht. Darauf hatte ich mich richtig gefreut, da es das erste Mal war, dass ich mein Kind wirklich sehen konnte. Doch letzten Endes war die Erfahrung sehr enttäuschend. So früh in der Schwangerschaft sieht man auf dem Ultraschallbild nämlich nicht viel. Es sah aus wie beim Landeanflug auf Hamburg bei bewölktem Wetter: Man sieht gar nichts, nur ein kleines Pünktchen. Die Enttäuschung war groß, vor allem, weil um diesen ersten Ultraschall immer

so ein Hype gemacht wird und alle sagen, dass er so aufregend sei. Ich dachte mir: Und *das* finden jetzt alle so toll? Ich kann ja gar nichts sehen. Ich war im ersten Moment völlig emotionslos.
Ein Jahr lang hatte ich darauf gewartet, dass ich schwanger werde. Beim ersten Arztbesuch wurde ich zeremonielos in die Realität zurückgeholt. Man bekommt so früh noch nicht mal einen Mutterpass, auf dem steht, dass man nun tatsächlich schwanger ist. Dieses Glücksgefühl, das so oft von anderen erwähnt und zelebriert wird, hat sich bei mir einfach nicht eingestellt. Ich bekam nur ein schwarz-weißes Foto von einem Punkt, den ich selbst nicht einmal finden konnte. Vom Mutterglück war weit und breit keine Spur. Und schneller als gedacht stand ich dann schon wieder vor der Arztpraxis, mit einem weiteren Termin in zwei Wochen.
Jetzt war ich anscheinend schwanger. Aber so richtig verstanden hatte ich das noch nicht, weil ich eigentlich noch gar keine Veränderungen an mir wahrgenommen hatte.
Die zweite Person, die ich anrufen musste, war mein Arbeitgeber. Ich hatte an diesem Tag zwar frei, hätte aber am nächsten Morgen wieder auf der Arbeit sein müssen, deshalb musste ich mich so früh wie möglich krankmelden. Dafür hatte ich ja auch das Schwangerschaftsattest vom Arzt gebraucht. Ein angepinkelter Test wäre meinem Arbeitgeber als Beweis nicht genug gewesen. Ich wollte auch deshalb zeitnah Bescheid geben, da die Dienstpläne wegen meines Ausfalls umgeschrieben werden mussten. Deshalb habe ich im Crewkontakt angerufen und gesagt: „Hallo, ich möchte Ihnen gerne meine Schwangerschaft mitteilen. Sie wissen das jetzt, und mein eigener Mann weiß es noch nicht. Ist das nicht schön?“ Romantisch war das natürlich nicht und es hat sich extrem seltsam angefühlt, meinen Vorgesetzten Bescheid zu sagen, bevor irgendjemand anderes es wusste.
Vielleicht war die Schwangerschaft in dieser Anfangszeit ein ganz besonderer Schock für mich, weil sie mich sofort aus meinem alten Leben gerissen hat. Ich habe von Kolleginnen und Freundinnen gehört, die für ein paar Tage nach dem Schwangerschaftstest einfach ihren normalen Alltag weiterleben und sich so langsamer an den Gedanken gewöhnen konnten. Vielleicht war ich deshalb in einer Sonderposition. Für mich hat sich mein Leben schlagartig geändert.
Doch dann kam schon die nächste große Aufgabe: Wie sage ich es meinem Mann? Ich wollte das gern richtig schön zelebrieren, ganz so, wie es auch in den Filmen und in der Werbung gemacht wird. Nach einem so stressigen Jahr war dieser Moment das Ende des langen Wartens, der Anfang eines ganz neuen Lebens für uns beide.

Wie oft hatte ich gehört, dass Frauen gleich losrennen und ein paar süße Babysöckchen kaufen, die sie dann mit dem Schwangerschaftstest in eine Geschenkbox tun, noch eine Schleife drum herumbinden und dem Mann dann beim Abendessen präsentieren.
In Wahrheit ist das Ganze dann nicht so, wie es immer in Filmen gezeigt wird. Eine Frage: Will der Mann denn wirklich diesen Test in die Hand gedrückt bekommen, auf den du am Morgen gepinkelt hast? Am Esstisch? Aber egal, ich habe den Wahnsinn natürlich trotzdem mitgemacht, habe mich dazu genötigt gefühlt, den angepinkelten Test in eine Geschenkbox zu packen. Und habe natürlich gehofft, dass mein Mann ganz aus dem Häuschen ist, wenn er das nach der Arbeit präsentiert bekommt. Das Gefühl der inneren Erfüllung hatte sich aber immer noch nicht eingestellt – es war eher so, dass ich mechanisch Punkte auf der To-do-Liste abhakte, ohne dabei wirklich etwas zu fühlen.
Und dann hat mir auch mein Mann einen Strich durch meine romantische Rechnung gemacht. Als er gestresst und kaputt von der Arbeit nach Hause kam, wollte er eigentlich nur seine Ruhe haben. Aber ich wollte ihm unbedingt meine Überraschung, schön verpackt in der Geschenkbox, präsentieren. Ich habe ihn also schon im Flur überfallen: „Ah, schön, dass du da bist. Ich muss dir was zeigen!" Er erwiderte, weniger begeistert: „Jetzt lass mich doch erstmal ankommen."
Wir hatten früher in der Beziehung eine Regel aufgestellt: Wer in Uniform nach Hause kommt, wird erstmal eine Stunde lang in Ruhe gelassen. So konnten wir uns gegenseitig Zeit geben, vom Arbeitsstress runterzukommen und uns zu entspannen. Man will erstmal was essen und die Jogginghose anziehen, bevor der Partner vor einem rumtanzt und bespaßt werden will. An diesem Tag habe ich unsere Regel aber in den Wind geblasen und ihn an der Türschwelle belagert. Sein Kommentar hat mir sofort wieder die festliche Grundstimmung genommen und ich habe ihn erstmal in Ruhe gelassen und in der Ecke vor mich hin gebrütet.
Später habe ich meine liebevoll verpackte Box vor ihm abgestellt. Er meinte: „Was ist denn das?" Ich antwortete: „Das ist für dich." Er war immer noch nicht überzeugt, sagte: „Was soll ich denn damit?" Und ich: „Jetzt mach die Box doch auf." Er meinte nur: „Was hast du denn jetzt schon wieder gekauft?"
Wir haben uns über die blöde Geschenkbox an diesem Abend noch fast in die Haare bekommen. Er wollte sie einfach partout nicht aufmachen! Irgendwann hatte ich ihn dann aber doch überzeugt, inzwischen waren wir beide angepisst, er machte den Deckel auf und ...

verstand erstmal gar nichts. Ich hatte über dem ganzen Stress vergessen, dass die meisten Männer nicht wirklich etwas mit einem Schwangerschaftstest anfangen können, und er hat eine gute Weile gebraucht, bis die Information bei ihm ankam. Dann sagte er: „Ja, wie? Bist du jetzt schwanger?“ Und ich sagte: „Ja, sonst hätte ich dir den Test ja nicht da reingelegt!“
„Ja, und was heißt das jetzt?“
„Das heißt, dass wir ein Kind bekommen.“ Und dann waren wir erstmal beide still. Diese Euphorie hat sich einfach nicht eingestellt. Es war tatsächlich mehr ein Schock, als uns beiden langsam klar wurde: Wir bekommen jetzt wirklich ein Kind. Oh Gott. Und jetzt?
Im Nachhinein ist mir klar, dass mein Mann einfach ein bisschen Zeit gebraucht hat, um die Information zu verarbeiten – ich war ihm ja schon einen ganzen Tag voraus. Auch über die nächsten paar Tage und Wochen hat es gebraucht, bis wir beide die Situation verarbeitet hatten. Wir sind in dieser Zeit immer wieder nachts wach geworden und ich habe gesagt: „Schatz, wir sind schwanger.“
Er: „Krass, du bist schwanger.“ Ich: „Ja, wir sind schwanger.“ Es hat uns sehr geholfen, die Worte einfach wieder und wieder auszusprechen, um uns langsam an den Gedanken zu gewöhnen. Es war aber einfach nicht der Zauber, wie ich ihn mir erhofft hatte, es gab nicht jeden Tag neue Regenbogen am Himmel und rosa Wolken. In Wirklichkeit war ich einfach nur völlig durcheinander, bis sich das Wissen festgesetzt hatte. Meinem Mann ging es genauso.
Es hat lange gedauert, bis wir die Schwangerschaft richtig realisierten. Ich glaube, das hat auch viel mit dem Ultraschall zu tun: Er ist der einzige richtige, feste „Beweis“, den man hat, dass man wirklich schwanger ist. Am Anfang gab es aber noch nicht viel zu sehen, nur eine kleine Kichererbse. Mein Mann hat noch länger gebraucht als ich, um die Schwangerschaft zu verstehen, da er bei der Erstuntersuchung nicht dabei war. Für ihn wurde die Schwangerschaft erst greifbar, als er zum nächsten Ultraschall mitkam: Da war aus der Erbse schon ein kleiner Gummibär gewachsen.
Doch mein gesamter Alltag hat sich ab dem Tag des positiven Schwangerschaftstests komplett verändert. Ich bin nicht mehr arbeiten gegangen und langsam damit klargekommen, dass ich schwanger bin. Dann fingen schon die Sorgen an: Vor allem in den ersten zwölf Wochen hatte ich große Angst, dass ich das Baby verlieren würde. Bei jedem noch so kleinen Zwicken habe ich mich deshalb gefragt: Ist das normal? Rufe ich die Ärztin an? Ach, ich fahre einfach kurz in der Praxis vorbei, ich frage mal kurz. Die Sprechstundenhilfen

waren ganz entnervt, als ich zum dritten oder vierten Mal in einer Woche auf der Matte stand.
Natürlich durfte ich auch keinen Alkohol mehr trinken. Das war schwieriger als gedacht, vor allem, wenn man die Schwangerschaft am Anfang noch geheim halten will. Gleich am Tag, nachdem ich erfahren hatte, dass ich schwanger bin, sind wir auf eine Grillparty gegangen, und mein Mann drückte mir sofort ein Bier in die Hand. Ich konnte ja schlecht sagen: „Alter, ich bin schwanger, ich kann kein Bier trinken!“ So fing es mit der Geheimnistuerei an. Am Anfang der Schwangerschaft will man das noch nicht an die große Glocke hängen, weil es im ersten Trimester oft vorkommt, dass man das Kind verliert. Alle wissen, dass ich gerne auch mal ein Bier oder ein Glas Wein trinke, und deshalb musste ich das Bier irgendwie unauffällig wieder loswerden. Mein Mann hat es nur gut gemeint, aber im ersten Moment war ich entnervt.
Es hat auch extrem genervt, wenn mein Mann nach Feierabend sein Bier genoss und ich mit einem Glas Wasser daneben saß. Ich muss aber sagen: Meinem Partner aus Solidarität das Trinken zu verbieten, so weit bin ich nicht gegangen. Das erschien mir nicht sinnvoll. Schließlich hatte er kein Kind im Bauch – aber dafür mich oft genug in den Ohren. Da ist ein Bier hin und wieder ein gerechter Ausgleich, denke ich.
Ich hatte mich noch gar nicht so richtig an den Gedanken gewöhnt, dass ich schwanger bin, als ich schon mit Informationen überflutet wurde. Ich habe einen ganzen Haufen an Broschüren in die Hand gedrückt bekommen: „Die müssen Sie durchlesen. Und Sie müssen Folsäure nehmen.“ Natürlich fühlte ich mich unter der Informationsflut wie begraben. Weil man als frisch gebackene Schwangere selbst so unsicher ist, versucht man vor allem am Anfang, jeden Ratschlag anzunehmen. Das kann schnell überfordern.
Ein Beispiel: Ich musste meine Ernährung teilweise komplett umstellen. „Das dürfen Sie essen. Das auf keinen Fall.“ In den ersten Tagen und Wochen wurde ich so mit Informationen überschüttet, dass ich ganz durcheinander war. Wusstet ihr zum Beispiel, dass man in der Schwangerschaft gewisse Käsesorten wie Rohmilchkäse nicht mehr essen darf?
Auch Restaurantbesuche sind plötzlich nicht mehr so unbefangen. Erstens musste ich genau darauf achten, was nun in dem bestellten Gericht alles drin ist, und zweitens musste ich sicherstellen, dass mein Gegenüber nichts von der Schwangerschaft mitbekommt. Sind deine Essenspartner schlau genug oder haben sie selbst schon eine

Schwangerschaft überstanden, dann können sie schnell darauf kommen, warum sich die Essensgewohnheiten so plötzlich verändern. Dann ist da auch die Sache mit den Schwangerschaftsgelüsten. Ich bin nicht die klassische Schwangere gewesen, die Gurken mit Marmelade gegessen hat, aber meine große Leidenschaft waren die Rosinenbrötchen: und zwar jeden Morgen gleich zwei. Beim Bäcker habe ich die irgendwann wohlweislich zum Dutzend gekauft und eingefroren – da war selbst der Bäcker erstaunt. Vor allem, da ich jede Woche wieder auf der Matte stand.
Ich glaube heute, dass man, was die Ernährung angeht, die Kirche im Dorf lassen sollte. Solange man nicht raucht, trinkt und rohes Fleisch isst, und sich sonst gesund ernährt, wird das dem Kind schon nichts Schlimmes tun. Aber ein Jahr lang keinen Kaffee zu trinken und sich vor jedem Käse zu fürchten, das ist wohl etwas übertrieben. Dabei zählt auch: Folgt man bei der Ernährung allen Ratschlägen, die man in Büchern, Broschüren und im Internet findet, dann würde man sowieso vor der Geburt verhungern. Da erzählt nämlich gern jeder etwas anderes und am Ende weiß man genauso viel wie davor.

Meinen Mann habe ich nicht gezwungen, seine Ernährung umzustellen. Das wäre gemein gewesen. Es geht meiner Meinung nach in der Partnerschaft während der Schwangerschaft vielmehr darum, dass man füreinander Verständnis aufbringt: der Mann für die Frau, aber auch die Frau für den Mann.
Selten werden die Unterschiede zwischen den Geschlechtern in einer Beziehung so klar wie in der Phase der Schwangerschaft – auch wenn man sonst im Alltag eine gleichberechtigte Partnerschaft pflegt. Für mich hat sich das ganz deutlich gezeigt, als sich meine Tochter während der Schwangerschaft gedreht hat und mein Partner dabei zum ersten Mal seine Hände auf meinem Bauch liegen hatte. Er war ganz erschrocken und meinte: „Wow. Das ist ja wie ein Alien." Und ich dachte mir: „Nein, das ist deine Tochter." Aber er hatte eben nicht die enge körperliche Verbindung, die ich in meiner Schwangerschaft mit meinem Kind aufbauen konnte. Ich habe meine Tochter schon wochenlang wachsen gespürt, bevor mein Mann sie zum ersten Mal indirekt berührte, und er hatte nicht die Zeit, sich darauf vorzubereiten. Das kam erst später, nach der Geburt.
Ich glaube, es ist sehr wichtig während der Schwangerschaft, den Partner daran teilhaben zu lassen, so gut man kann. Das funktioniert am besten, wenn man ständig miteinander kommuniziert: wie es einem geht und welche körperlichen Veränderungen man erlebt. Es ist

nicht immer einfach, das im Alltag zu tun, aber für mich war es die beste Methode, meinen Partner einzubinden.
Am Anfang der Schwangerschaft war ich sicher öfter beim Arzt als je zuvor in meinem Leben. In dieser Zeit wird Schwangeren eine ganze Latte an Untersuchungen angeboten und jeder sagt dir etwas anderes, wenn du fragst, welche davon sich wirklich lohnen. Nehmen wir mal das Beispiel der Nackenfaltenuntersuchung, die man in der zwölften Schwangerschaftswoche machen kann. Dabei wird herausgefunden, ob eventuelle Gendefekte vorliegen. Es gibt die Möglichkeit, die Untersuchung mit einem Ultraschall durchzuführen. Das finden viele völlig ausreichend. Andere sagen aber, dass die Ultraschalluntersuchung nicht sicher genug sei – stattdessen solle man einen Bluttest machen. Der ist genauer, kostet aber zweihundert Euro extra. Wieder andere sagen, dass man die Untersuchung gar nicht machen sollte, da man das Kind mit oder ohne Krankheit lieben wird. Bei solchen und anderen Entscheidungen ist es auch wichtig, den Partner mit einzubinden, und ihn zu fragen, was er darüber denkt. Da man selbst schwanger ist, neigt man gerne dazu, solche Dinge allein entscheiden zu wollen – aber das ist dem Partner gegenüber nicht fair. Für mich war es wichtig, meinen Mann nach seiner Meinung zu fragen, ihm die Situationen zu erklären, auch, was eine Untersuchung im Detail bedeutet, und zu fragen: „Wie siehst du das? Sollen wir die Untersuchung machen oder nicht?" Ich musste erst lernen, dass der Mann körperliche Veränderungen nur verstehen kann, wenn ich sie erkläre. Und nur so kann einen der Partner unterstützen.
Bis zu meinem Test habe ich selbst kaum körperliche Veränderungen bemerkt – und auch danach hielten sich die Veränderungen erstmal in Grenzen. Vielleicht hat es deshalb auch so lange gebraucht, bis sich die Schwangerschaft für mich real angefühlt hat. Ich hatte einfach nicht das Gefühl, dass ich schwanger bin. Ich habe viel und schnell zugenommen – ungefähr ein Kilo pro Woche. Dabei habe ich vor allem am Anfang nicht einmal so viel gegessen. Übergeben habe ich mich in der Schwangerschaft gar nicht, was auch einer der Gründe ist, warum ich nach der Schwangerschaft so viel Gewicht behalten habe. Andere Frauen können während einer Schwangerschaft tatsächlich abnehmen, weil sie sich so oft übergeben.
Stattdessen ist meine Haut schlechter geworden. Irgendwann war ich verpickelt wie eine Vierzehnjährige, die gleich zum Kelly-Family-Konzert aufbricht. Daraufhin bin ich in die nächste Apotheke gestürmt – in der Schwangerschaft darf man ja auch nicht mehr jede Creme und jedes Mittelchen verwenden – und habe nach einer Gesichtscreme

gefragt. Aber auch da gab es keine „echte" Wahrheit: Die eine Apothekerin gab mir eine Creme und sagte, dass diese gut verträglich sei. Die nächste schlug die Hände überm Kopf zusammen und lamentierte: „Um Gottes willen! Wie können Sie bloß dieses Zeug nehmen, wenn Sie doch schwanger sind?" Am Ende ist man genauso schlau wie davor.
Eine der schnellsten körperlichen Veränderungen zeigte sich an meinen Brüsten. Die sind über Nacht fast explodiert: Plötzlich ist aus meinem B-Körbchen ein D-Körbchen geworden. Mein Mann war, nicht überraschend, begeistert. Ich nicht so sehr. Ich habe in keinen meiner BHs mehr gepasst. Und jede Frau weiß, was es für ein Drama sein kann, einen passenden BH zu finden ... Meine Brüste wuchsen so schnell, dass es mich spürbar in der Kleidungswahl eingeschränkt hat. Da war erstmal Shoppen angesagt. Für Klamotten, die man nicht länger als ein Jahr tragen wird. Da meine Brüste schon so früh angefangen haben, zu wachsen, habe ich Angst bekommen, wo die noch hin wollen. Viele Frauen finden es ja schön, wenn sich ihr Körper in der Schwangerschaft verändert und sensibler wird. Ich persönlich war davon aber kein Fan. Nach der Geburt sind meine Brüste dann nochmal gewachsen und ich hatte lange Angst, dass die so bleiben. Die Dinger waren irgendwann so groß, dass ich nicht mehr wusste, wohin damit. Zum Glück sind sie ein halbes Jahr nach der Geburt langsam wieder geschrumpft.
Doch die größte Herausforderung in der ersten Phase meiner Schwangerschaft waren nicht die körperlichen Veränderungen oder meine Beziehung. Die größte Herausforderung war ganz sicher die Reaktion meines Umfelds und die „Ratschläge", die man im Internet findet. Schafft man sich einen Hund an, gibt jeder seinen Senf dazu – auch gern ungefragt. Ist man schwanger, multiplizieren sich die Ratschläge um ein Zehnfaches. Denn eins ist sicher: Jeder weiß es immer am besten. Das ist vor allem wahr für andere Schwangere, die alle gar Experten und Perfektionisten auf dem Gebiet sind. Sie sind oft extrem negativ und sagen gerne Dinge wie „Wie kannst du bloß?!?" Das finde ich schade, weil das die Erfahrung von anderen Frauen auch negativ beeinflussen kann.
Ich persönlich habe mich, vor allem in der Anfangszeit, viel zu viel von den Meinungen anderer beeindrucken lassen. Von der Industrie, anderen Schwangeren, meiner Ärztin, von Freunden, von meiner Schwester. Die meisten – abgesehen von der Industrie – haben es dabei wirklich gut gemeint und wollten mir nur einen Ratschlag geben. Doch die haben mir oft nicht viel gebracht, haben sich alle gegenseitig widersprochen und mich am Ende nur verwirrt. „Du musst

unbedingt …“ ist einfach in den meisten Fällen falsch. Jedes Kind ist anders, jedes Kind ist individuell. Mein Kind mag manche Sachen besonders gern, dein Kind mag andere Dinge. Mein Kind wird gestillt, deins kann nicht gestillt werden. Ich finde, ich hätte schon am Anfang besser auf mein Buchgefühl hören und mich nicht so von anderen beeindrucken lassen sollen. Dazu gehört für mich auch, während der Schwangerschaft entspannt zu bleiben und die Zeit einfach zu genießen.

Aber dieser Genuss und die Ruhe kommen nicht automatisch und ich glaube, schwangere Frauen sollten sich nicht unter Druck setzen, dieses Gefühl erzwingen zu wollen. Das führt nämlich zum genauen Gegenteil: mehr Stress. Ich war dafür auf jeden Fall sehr anfällig. Natürlich habe ich mich gefreut, dass es endlich mit der Schwangerschaft geklappt hat. Aber dieser Schwangerschaftsglow hat sich bei mir einfach nicht einstellen wollen. Und wenn sich der Glow nicht einstellt, dann ist das auch okay!

Bei mir hat am Anfang die Angst überwogen und alle anderen Gefühle erstmal unterdrückt. Ich habe mich gefragt: Was passiert jetzt? Wie sieht mein Leben jetzt aus? Ich habe direkt das Elternsyndrom entwickelt und mir um jeden kleinen Pups Sorgen gemacht. Bin ich über den Bordstein gestolpert, hatte ich sofort Angst, dass ich das Kind verliere. Ständig habe ich mich gefragt, ob noch alles in Ordnung ist. Ich finde, der beste Tipp ist es, in solchen Fällen zum Arzt zu gehen, und nicht selbst zu versuchen, etwas herauszufinden – und schon gar nicht Dr. Google zu befragen. So stresst man sich viel weniger.

Ich bin mir sicher, dass es keine Schwangere gibt, die nicht dieses Angstgefühl mit sich herumträgt; die sich nicht hin und wieder fragt, was gerade passiert; die nicht immer nur die schönen rosa Wolken am Himmel sieht. Die meisten geben es nicht zu, weil von der Gesellschaft so ein hoher Druck auf Schwangere ausgeübt wird, die Zeit zu „genießen“. Und zwar auf Teufel komm raus. Das sollte nicht sein müssen.

Diese Ehrlichkeit gehört auch zur Partnerschaft. Offen Gefühle und Veränderungen zu kommunizieren und zu teilen, kann helfen, die Beziehung zu stärken. Das gilt vor allem für körperliche Veränderungen. Aber auch, dem Mann zu sagen: „Ich fühle mich gerade gut, ich fühle mich gerade nicht so. Ich finde es blöd, dass du nicht zum Ultraschall mitkommst, weil ich dich dabeihaben will.“ Viele Frauen sagen das nicht so offen – aber manchmal braucht es das.

Kapitel 4: Voll schwanger

In diesem Kapitel erzähle ich euch von den sogenannten Babyclubs, meinem Geburtsvorbereitungskurs, der Babyerstausstattung samt Kinderzimmer und meinen körperlichen Veränderungen in der zweiten Hälfte der Schwangerschaft.
Viele sagen, die Schwangerschaft war die schönste Zeit ihres Lebens. Das war bei mir nicht so. Mein Mann ist jeden Tag zur Arbeit gegangen, hat seine Kollegen getroffen und etwas erlebt. Ich habe mich gefühlt wie eine Prinzessin, die in ihrem Schlossturm eingesperrt ist. Ich habe zwar versucht, einen Minijob zu bekommen – aber weil ich ehrlich gesagt habe, dass ich schwanger bin, wurde ich wie eine Aussätzige behandelt: Als Schwangere bist du ja angeblich nicht belastbar und konsequenterweise wurde ich überall abgelehnt.
Nichts konnte ich tun: keine Arbeit, nicht einmal Sport zur Ablenkung. Irgendwann hatte ich auch genug Kaffee mit Freundinnen getrunken und genug geshoppt – die meiste Zeit hing ich allein zu Hause rum und wurde immer dicker und unbeweglicher. Ich war in meinen eigenen vier Wänden wie gefangen. Ich habe mich selbst kaum wiedererkannt, war nicht mehr die Person, die ich davor war.
Für mich war das natürlich auch eine besonders lange und schwierige Zeit, weil ich ein Berufsverbot gekommen habe und die ganze Schwangerschaft über zu Hause war. Andere Schwangere gehen erst acht Wochen vor der Geburt in den Mutterschutz, da ist die Zeit als Prinzessin im Turm begrenzter. Ich hatte unendlich viel Zeit, mich mit dem Thema Baby zu beschäftigen – und mich damit komplett verrückt zu machen.
Ich trieb mich also tagtäglich online in Schwangerschaftsforen rum. Zwar habe ich nie aktiv mitgeschrieben, aber ich war irgendwann so in der Thematik drin, dass ich mir die Probleme der anderen durchgelesen und mich darin sofort wiedererkannt habe. Das machte mich noch viel nervöser und gestresster. Oder ich holte mir Inspiration fürs Kinderzimmer, nur, um noch panischer zu werden: „Oh Gott, wir haben ja nichts für das Kind, wir müssen ja noch so viel organisieren!" Das Thema Baby war das einzige, was es noch in meinem Leben gab.
Man denkt ja immer, dass man sich als Schwangere schonen muss, aber rückwirkend weiß ich, dass ich die Zeit viel besser hätte nutzen können. Vor allem, als mein Arbeitgeber in der zwölften Schwangerschaftswoche dann seine Insolvenz bekannt gab, hätte ich spätestens schalten und mir überlegen können, was ich nach meiner Elternzeit machen will. Zum Beispiel hätte ich mich weiterbilden können. Es

gibt Fernstudien, die man von zu Hause absolvieren kann, oder Schulungen im Bereich der Ernährungswissenschaft. Aber auch im Selbststudium durch Bücher könnte man viel machen. Ich hätte einfach was fürs Köpfchen tun sollen – und das würde ich auch anderen Schwangeren empfehlen, die wie ich lange Zeit zu Hause verbringen müssen.
Aber auf die Idee bin ich gar nicht gekommen. Ich war so unter meiner hormonellen Käseglocke gefangen, dass ich mich von Mahlzeit zu Mahlzeit, von Kontrolltermin zu Kontrolltermin gehangelt habe. Oft konnte ich meinem Mann nicht sagen, was ich an einem Tag gemacht habe – meistens gar nichts. Ich bin richtig vergammelt, habe mich auch kaum mehr mit Freundinnen getroffen. Dann waren es erst nur noch andere Schwangere, mit denen ich mich getroffen habe, und selbst das war irgendwann zu viel. Früher habe ich es gehasst, wenn die Bäckersfrau oder der Postbote sich lang mit mir unterhalten wollten, weil ich dafür einfach keine Zeit hatte im Alltagsstress. Doch jetzt freute ich mich jedes Mal auf den Smalltalk, weil sie meine einzigen Sozialkontakte waren.
Es ärgert mich sehr, dass ich die Zeit nicht sinnvoller genutzt habe. Ich hätte mich besser auf mein Kind vorbereiten oder Sachen machen können, die man als Eltern mit Kind nicht mehr machen kann. Diese Unabhängigkeit, dass ich einfach meine Tasche nehme, losfahre und sage: „Du, ich bin in zehn Minuten wieder da" – das ist mit Kind am Anfang nicht mehr machbar und ich vermisse es jetzt sehr.
Stattdessen habe ich viel Fernsehen geschaut, natürlich Sendungen über Babys, Schwangere und Geburten. Aber da wird der werdenden Mutter ein komplett falsches Bild vermittelt. In den Serien sieht man Momentaufnahmen und immer nur die positiven Seiten, alles sieht immer toll aus und ist perfekt hergerichtet. Da wird dir vorgegaukelt, dass man bei der Geburt einfach einmal draufhustet und dann ist das Kind da. Ich erinnere mich an eine Sendung, in der eine Vierzehnjährige ihr Kind bekam, und dabei war noch nicht einmal ihr Mascara verschmiert. Das ist natürlich alles nicht wahr, aber das versteht man in dem Moment nicht.
Im Fernsehen wird nur ein Bruchteil dessen gezeigt, was wirklich in einer Schwangerschaft und bei der Familiengründung mitspielt. Und trotz allem habe ich mich von der Glotze einlullen lassen, die Handlungen wie ein Schwamm aufgesaugt, mir gedacht: „Genauso wird das bei mir auch ablaufen, geschminkt im Kreißsaal, davor nochmal schön duschen." Das war natürlich Schwachsinn.
In diesen Sendungen sah ich auch all die Dinge, die man anscheinend noch für das Kind braucht: Das fängt bei den Klamotten an, und

hört bei der Kinderzimmereinrichtung noch lange nicht auf. Davon habe ich mich sehr beeinflussen lassen. Eine Kinderwippe, ein Maxi-Cosi, eine Base für den Kindersitz im Auto. Man bekommt in den Medien ein Idealbild vorgesetzt: der Mann, der im Kinderzimmer einen süßen Elefanten an die Wand malt, und die Frau gemütlich im Ohrensessel, den man sich zum Stillen gekauft hat, im Arm das selbst genähte Stillkissen mit süß aufgesticktem Namen.
Ich sah das alles und dachte mir: „Oh Gott, ohne diese Sachen kann mein Kind nicht leben. Das kann gar nicht atmen, wenn wir das nicht haben. Wir brauchen das unbedingt. Wir brauchen ein Mobile, was sich selber dreht, eine Babywippe, die automatisch funktioniert." Sowas Doofes! Eine automatische Wippe, warum bloß? Damit wir bloß nicht Kontakt mit dem Kind aufnehmen müssen und es einfach nur ruhig in der Ecke liegt?
Nach zahllosen Einkaufstouren, um dieses Idealbild nachzubauen, ist mir jetzt klar, dass ich das alles gar nicht gebraucht hätte. Ich bekam vor der Geburt von meiner Schwester stapelweise Babyklamotten, habe aber natürlich trotzdem noch zusätzliche gekauft: weil ein niedlicher Teddybär drauf war oder ein cooler Anker. Als mein Mann das mitbekam, hat er mir klipp und klar gesagt, dass die Klamotten zurückgeschickt werden müssen. Er hatte natürlich recht.
Vor der Geburt kann man gar nicht wissen, was das Kind am Ende mag – und welche Anschaffungen sich eigentlich lohnen. Wie viele Mütter wollte ich unbedingt einen Stubenwagen. Glück hatte ich, weil wir einen von den Großeltern geschenkt bekamen. Ansonsten hätte ich dafür sicher auch ein halbes Vermögen ausgegeben. Am Ende lang mein Kind nicht einmal in dem Wagen – sie mag ihn nicht. Ein anderes Beispiel ist das Beistellbett, aus dem die Kleinen auch extrem schnell rauswachsen, und wir haben einfach das normale Kinderbett ins Schlafzimmer gestellt. Das weiß man leider auch erst, wenn es zu spät ist.
Die Drogeriemärkte tun ebenfalls ihr Bestes, werdende Mütter zum Kaufen zu animieren. Sie haben eine ganze Abteilung mit Babypflegemitteln, Babynahrung, Babybädern, Babycremes und Babyzubehör. Ich habe stundenlang zwischen den Regalen verbracht und mir überlegt, für was man das alles braucht, und habe letzten Endes viele Sachen gekauft, die wir nun gar nicht benutzen.
Zusätzlich haben sie sogenannte „Babyclubs", bei denen man sich anmelden kann. Das wurde mir auch wärmstens von anderen Müttern ans Herz gelegt, weil man da „ganz tolle" Gratisproben bekommt. Jetzt weiß ich, dass diese Clubs nur eine perfide Masche der Indust-

rie sind, um dich mit noch mehr Infopost und Werbung zu überschütten. Da bekommst du Briefe, die sagen: „Du bist jetzt in der 32. Schwangerschaftswoche. Hier ist Deine Checkliste für das Baby, die Dir zeigt, was Du alles brauchst.“ So nötigen dich die Drogerien, mehr und mehr Dinge zu kaufen – obwohl dein Baby noch gar nicht geboren ist!

Dazu kommen Newsletter und Werbebanner, da Facebook schnell merkt, dass du schwanger bist, und dir gezielt personalisierte Werbung schickt: „So könnte Ihr Babyzimmer aussehen!“ Du wirst von dieser Konsumwelle komplett überschüttet und verlierst den Überblick, was du eigentlich wirklich brauchst. Ich kaufte und kaufte, weil die ganzen Pflegeprodukte ja nicht viel kosten – aber in der Summe habe ich dafür ziemlich viel Geld ausgegeben. Von all den Sachen, die du angeblich unbedingt haben musst, liegen die meisten bei mir bis heute ungeöffnet im Schrank.

Als Frau hast du hormonbedingt in dieser Phase sowieso ein Nestbau-Syndrom und deshalb bin ich extrem auf diese ganzen Werbemaßnahmen angesprungen, habe mich richtig reingesteigert und mir gedacht: „Ja! Das brauchen wir alles!“ Außerdem macht dich die Werbung einfach panisch und am Ende weißt du überhaupt nicht mehr, was du wirklich brauchst und was nicht. Dann fragst du natürlich die Freundinnen, die Schwester, und hörst da auch von jedem was anderes: Die Windeln von Pampers sind klasse! Die von DM sind besser! Feuchttücher von Hipp, nein, von Rossmann, nein, wir verwenden gar keine! Geburtstermin im März, also die warme oder die dünne Decke? Beide! Vielleicht noch eine dritte, zur Sicherheit! Die Unsicherheit der werdenden Mutter wird hier schnell in bares Geld verwandelt.

Wie absurd die Einkaufswelt für Schwangere ist, lässt sich am Beispiel des Stillkissens gut verdeutlichen. Wer hätte denn ahnen können, dass das Angebot an Stillkissen überwältigend groß ist? Ich hatte das auf jeden Fall nicht gewusst. Für den Anfänger habe ich nach langer Recherche hier eine kleine Übersicht für die Unentschlossenen zusammengestellt:

Die lange Nudel. Sie sieht fast so aus wie eine normale Poolnudel, die gerne von mittelalten Frauen beim Wassersport verwendet wird, ist aber ungefähr doppelt so dick und doppelt so breit. Diese schlingt man dann um den Körper herum, wie eine Boa Constrictor kurz vor dem finalen Angriff, und im besten Fall kann man sich danach gar nicht mehr bewegen. Eine eher unpraktische Geschichte.

Das halbe Croissant. Ist meine Lieblingsvariante. Wie der Name schon vermuten lässt, hat dieses Kissen die Form eines Croissants. Man klemmt es sich zum Stillen einfach vor den Bauch.
Ich habe mir beide Kissen in meinem Prä-Geburt-Kaufanfall nach Hause bestellt zum Ausprobieren. Denn, so dachte ich: Was, wenn ich mein Kind ohne Stillkissen nicht stillen kann? Was, wenn ein solches Kissen ein integraler Bestandteil der Stillerei ist, und mir das Baby ansonsten an der Brust gar verhungert? Natürlich brauchte ich ein Stillkissen, nein, beide! Mein Mann, nicht so tief im Rausch der Hormone, argumentierte vorsichtig: „Bist du sicher? Tut es nicht auch ein normales Kissen?“ Aber mein Mann hatte ja keine Ahnung. Wochenlang habe ich nach Stillkissen gesucht. Ich habe tausend Amazon-Bestellungen getätigt, bin in Babyläden gegangen, habe mir die schönsten und dekorativsten Kissen angeschaut.
Man kann sich denken, wie oft ich mein Stillkissen verwende: nie. Wenn es hoch kommt, habe ich es vielleicht fünf Mal benutzt. Ich gebe zu, dass es für einige hilfreich zu sein scheint, ich finde es unpraktisch. Denn erstens muss man das Ding die ganze Zeit mitschleppen – und mit Baby und Gepäck habe ich meistens mehr als genug dabei – und wenn das Kind Hunger hat, dann muss es sowieso immer schnell gehen, und da ist meistens keine Zeit für Stillkissengeschlängel.
Letzten Endes muss es jeder selbst ausprobieren: Manche Frauen benutzen ein Stillkissen auch schon in der Schwangerschaft zum Schlafen, zur Unterstützung des Bauches und als Rückenerleichterung. Mir ist schleierhaft, wie man sich bitte mit Kissen nachts auf die andere Seite umwuchten soll – ich hätte für eine solche Akrobatik sicher einen Kran gebraucht. Meine Erfahrung zum Stillkissen, kurz zusammengefasst: brauche ich nicht, Kauf habe ich bereut, hätte ich mir, wortwörtlich, sparen können. Dies ist ein klassisches Beispiel, wie Mütter von der Industrie genötigt werden, sich unnötige Dinge anzuschaffen.
Ein weiteres Mal musste mich mein Mann auf den Boden der Tatsachen zurückholen. Er hat irgendwann den Schlussstrich gezogen und gesagt: „Also, so viel Geld geben wir da nicht aus, das brauchen wir alles gar nicht!“ Er hat während der ganzen Zeit definitiv den kühleren Kopf bewahrt, auch weil er die Veränderungen nicht so körperlich gefühlt hat, kein hormongesteuerter Pottwal war wie ich und weil er normal weitergearbeitet hat. Ich hatte, auf der anderen Seite, den lieben langen Tag nichts anderes zu tun, als mich auf das Kind vorzubereiten.

Obwohl mein Mann in dieser Zeit und beim Thema Einkaufen die Stimme der Vernunft war, wurde auch er einmal mitgerissen. Ich hatte ihn endlich überredet, zu Ikea zu fahren, damit wir neue Möbel für das Kinderzimmer aussuchen können, und hatte diesen Traum von einem wunderschönen Ausflug, bei dem die Harmonie regiert und ich mir das perfekte Kinderzimmer zusammenstelle.
Vorab: Mein Mann hasst Ikea. Ich kann ihn nur selten und mit dem Versprechen, dass er am Ende einen Hot Dog bekommt, in die schwedische Einrichtungshölle locken. Ich nenne das „sein Beruhigungswürstchen". Sobald wir durch die Türen des blau gestrichenen Ladens treten, ist seine Laune im tiefen Minusbereich. Manchmal muss ich ihn sogar im Café aussetzen und nach der Einkaufstour wieder einsammeln, denn spätestens bei den Dekoartikeln wird er existenziell grantig.
Als mein Mann vorschlug, zwecks Zimmereinrichtung bei Ikea vorbeizuschauen, war ich also schon von Anfang an skeptisch. Ich erwartete, dass er nach ein paar Minuten genervt das Weite suchen würde, wie schon oft davor. Aber nein: Diesmal folgten wir zusammen ganz brav dem mit Pfeilen gekennzeichneten Weg bis zu den Kinderzimmern. Und tatsächlich, wir fanden eine Wickelkommode, ein Babybett und einen Kleiderschrank, die meinem Geschmack entsprachen und nicht zu teuer waren. Selbst mein Mann konnte sich zu einem „Das ist ja ganz nett" durchringen. Dann stand auch schon der Ikea-Mitarbeiter in Uniform neben uns, verhandelte mit meinem Mann und ich hörte ihn nur sagen: „Und wie viel kostet das dann?" Schneller als gedacht, saß ich wieder im Auto, in der Hand die Liste mit einem kompletten Kinderzimmer, dass nun anscheinend uns gehörte.
Ich war in dem Moment total überrumpelt, dass mein Mann Interesse gezeigt und gleich Nägel mit Köpfen gemacht hatte. Erst im Auto kam ich wieder zur Besinnung und meine Unsicherheit kam sofort zurück. Ich hatte mich davor nicht richtig mit der Einrichtung beschäftigt! Vielleicht hatten wir komplett das Falsche gekauft? Niemals hätte ich damit gerechnet, dass mein Mann, der Finanzminister der Beziehung, sich so schnell auf einen Kauf einlässt. Davor hatte ich jede Entscheidung zelebriert, stundenlang Kataloge verglichen und mir etliche Kombinationen vorgestellt.
Im Enddefekt ging es mir viel zu schnell und zufrieden war ich nicht. Man hat nur einmal im Leben das Glück, das erste Kinderzimmer einrichten zu dürfen, und der Moment war so schnell vorbei, dass ich ihn gar nicht richtig wahrnehmen konnte. Einmal mehr kam das Glücksgefühl nicht sofort, sondern erst, als ich mich in den nächsten Wochen langsam an den Gedanken gewöhnte, dass wir tatsächlich

nichts vergessen hatten. Am Ende war es eine gute Entscheidung, aber mein Mann hat mich mit seiner aus der Hüfte geschossenen Schnellkaufvariante doch sehr überrascht.
Auch bei dem Thema Kinderzimmer lügt die Industrie dir gerne vor, dass du gleich und sofort alles brauchst und am besten auch noch in unnötig ans Geschlecht angepassten Stereotypen, mit rosa Fee für die Mädchen und blauen Autos für die Jungs. Ich glaube, es hängt mit der Gesellschaft zusammen, dass von der hormonell beeinflussten Mutter gedacht wird: „Da ist ein neuer kleiner Mensch auf der Welt, der muss doch einen bis ins kleinste Detail perfekten Raum zum Wohnen haben!“ Für ein Baby in den ersten Wochen stimmt das allerdings nicht: Das braucht kein eigenes Zimmer, sondern nur die Nähe und Liebe der Eltern.
Die Zimmerausstattung gewinnt erst später an Bedeutung. In den ersten Monaten schläft der oder die Kleine sowieso noch im elterlichen Schlafzimmer und es wird sich kaum im Kinderzimmer aufgehalten. Mein persönlicher Tipp ist, sich mit der Gesamtausstattung des Kinderzimmers erst nach der Geburt zu beschäftigen. Was davor gekauft werden sollte, sind folgende essentielle Dinge: ein Bett – entweder ein Beistellbett oder ein Babybett, dass ins Elternschlafzimmer reinpasst –, eine Wickelkommode und ein Heizstrahler. Alles andere kann warten. Selbst ein Kleiderschrank ist vor der Geburt nicht so wichtig – eine Kommode oder ein paar Schubladen im eigenen Kleiderschrank tun es am Anfang auch. Ein anderer Grund, bis nach der Geburt zu warten: Die Möbelaufbauaktion ist ohne störenden Babybauch viel einfacher zu koordinieren! Dann kann man als Frau vielmehr mithelfen und der Mann muss nicht allein fehlenden Schrauben nachjagen.
Erst nach der Geburt wurde mir klar, welche Möbel und Hilfsmittel ich tatsächlich benutze und brauche. Erst dann weiß man, welche Handgriffe am meisten Sinn ergeben und wie man die Dinge am besten einrichtet und sortiert. Alles, was ich vor der Geburt an Ordnung aufgebaut hatte, hat sich danach noch einmal radikal verändert: Im Nachhinein hätte ich mir die ganze Arbeit also sparen können.
Worum man sich aber sehr früh kümmern muss, ist die Hebamme. Ich habe im zweiten Monat meine Suche begonnen und war damit fast schon zu spät! Im Endeffekt müsste man sich eine Hebamme heute, ironischerweise, schon vor der Schwangerschaft suchen. Das liegt daran, dass Hebammen heutzutage einfach nicht ausreichend entlohnt werden, und deshalb immer weniger Frauen diesen Beruf ergreifen. Sogenannte Beleghebammen, die dich während der Schwangerschaft begleiten und dann auch zur Geburt im Kreißsaal

mit anwesend sind, waren früher ganz normal, sind heute aber eine Seltenheit. Heute bekommst du bei der Geburt einfach die Hebamme zugeteilt, die gerade Dienst hat – deine „persönliche“ Hebamme ist nur für die Vor- und Nachversorgung zuständig.
Ich muss sagen, dass meine Hebamme einen richtig genialen Job gemacht hat, und würde jeder Schwangeren empfehlen, sich bei der Suche gut umzuschauen. Hier ist also mein Ratschlag: Eine Hebamme kann man sich nicht früh genug suchen! Hebammen bieten viele verschiedene Angebote an und man kann sich davor im Internet erkundigen, ob es einem zusagt. Zu den Angeboten gehören unter anderem Kurse für Schwangerschaftsyoga, was für viele ein großes Thema ist, Akupunktur und andere Hilfen wie das Tapen. Dabei werden, wie bei Sportlern, Muskeln mit selbstklebenden Bändern unterstützt, um die Belastungsschmerzen zu mindern. Das hat mir persönlich viel gebracht, da am Ende der Schwangerschaft der empfindliche Ischiasnerv oft vom Kind abgedrückt wird, und das kann ziemlich wehtun. Ich war in einer Hebammengemeinschaftspraxis und es hat mit den Hebammen auch auf persönlicher Ebene zum Glück gut funktioniert – man bespricht nämlich doch sehr intime Details miteinander. Meine Hebamme konnte mir jede Frage beantworten, war fast immer erreichbar und wenn etwas komisch war, konnte ich auch bei ihr in der Praxis vorbeischauen, sodass ich nicht immer gleich zum Arzt gehen musste. Das ist vor allem nach der Geburt wichtig, wenn oft noch viele Fragen anfallen, die man davor gar nicht bedacht hat. Meine Hebamme war über WhatsApp und Telefon fast immer erreichbar und darüber war ich sehr froh.
Während der Schwangerschaft wurde mir schmerzlich klar, wie wenig ich über Geburt und Pflege von Kleinkindern wusste. Meine Internetrecherche stellte sich ja nicht als sehr hilfreich heraus, da jeder etwas anderes erzählte. Deshalb war ich ganz froh, als ich hörte, dass meine Hebamme einen Vorbereitungskurs für werdende Eltern anbot. Es gab zwei Möglichkeiten: den Crash-Kurs an einem Wochenende oder einen zweimonatigen Kurs, bei dem man sich wöchentlich mittwochabends für fast zwei Stunden trifft.
Von acht Sitzungen sollte der Partner bei der Hälfte anwesend sein. Mein Mann war von Anfang an nicht begeistert. Er hat früher im Rettungsdienst gearbeitet und dort auch schon eine Geburt im Rettungswagen miterlebt. Ich habe ihn trotz allem genötigt, zum Kurs mitzugehen, schließlich ging es nun ja um unser eigenes Kind und ich freute mich auch auf den Austausch mit anderen Paaren.
Also haben wir uns an einem kalten, dunklen Winterabend zusammen aufgerafft und sind zum Kurs gefahren. Dort haben wir dann die

anderen getroffen und mein erster Gedanke war: „Mensch, warum sind die alle nicht so fett wie ich?“ Erst danach habe ich herausgefunden, dass alle anderen erst am Anfang ihrer Schwangerschaft standen. Das bedeutete auch, dass ich den meisten schon ein oder zwei Schritte voraus war. Viele Fragen, die gestellt wurden, hatte ich schon mit mir selbst klären müssen, und war dementsprechend ziemlich gelangweilt. Da es der erste Abend war, wartete ich erstmal ab. Leider ging es in der darauffolgenden Woche genauso weiter: Entweder kannte ich die Antwort auf die Fragen schon oder sie waren sehr oberflächlich. Uns wurde zum Beispiel gesagt, dass der Mann die Frau mit einer sanften Rückenmassage unterstützen kann – da ist selbst mein Mann von ganz alleine drauf gekommen!
In dem Kurs wurden auch „Trockenübungen“ zur Geburt gemacht. Das funktioniert ähnlich wie Zirkeltraining im Sportunterricht: Im Raum sind verschiedene Stationen verteilt, die ein Zettelchen mit einer Geburtsstellung enthalten. Die Paare arbeiten dann die verschiedenen Stellungen nacheinander ab. Dazu gehörten unter anderem der Vierfüßlerstand, das Sitzen auf dem Geburtshocker, die Halbseitenlage und die Hockstellung. Wie in einem Kamasutra für besonders Dicke gab es Positionen im Liegen, im Stehen, in der Badewanne oder mithilfe eines Taus, an dem man sich wie Tarzan durch den Kreißsaal schwingen kann. Der Partner lernt dabei, wie er die Frau unterstützen kann. Ich konnte mein Lachen kaum zurückhalten, während alle anderen mit Ernst und Eifer bei der Sache waren. So gut und schön eine solche Vorbereitung auch sein mag, um verschiedene Möglichkeiten kennenzulernen, weiß man als Frau doch erst im Wehenschmerz, welche Position für einen funktioniert und welche nicht. Davor war es für mich unmöglich, das richtig einzuschätzen.
Aber versteht mich nicht falsch: Andere Paare haben sehr von den Übungen profitiert und sind als Paar dabei enger zusammengewachsen. Nur für uns pragmatische Seelen war das nichts und hat nur wenig gebracht. Ich versuchte die Zeit über, nicht zu lachen, und mein Mann träumte vom Fußballspiel im Fernsehen, während wir Geburts-Twister spielten. Aus Liebe kam er trotzdem brav mit, der Arme.
Mein absolutes Highlight beim Geburtsvorbereitungskurs war die Frage einer anderen Kursteilnehmerin: „Ist man eigentlich nackt im Kreissaal?“ Diese Frage war ihr kompletter Ernst. Ich saß wohl mit offenem Mund da und musste mir mein Lachen echt verkneifen. Am liebsten hätte ich gesagt: „Ja, fahren Sie bitte nackt von zu Hause los.“
Wir haben im weiteren Verlauf des Kurses Entspannungsübungen und Atemübungen für die Geburt selbst gelernt. Ich war dafür einfach

zu pragmatisch: Unter Beobachtung ein- und auszuatmen, fand ich nicht sinnvoll oder hilfreich. Bei mir war es so, dass Atemtechniken ganz automatisch bei der Geburt kamen. Der Vorbereitungskurs hat mir dabei nicht geholfen. Ich könnte mir aber vorstellen, dass es anderen Schwangeren, die vielleicht noch am Anfang standen, eventuell ein Gefühl der Sicherheit vermittelt hat, da sie sich nach dem Kurs „vorbereitet" gefühlt haben. Doch eins ist klar: Das ist eine falsche Sicherheit. Wie eine Geburt wirklich abläuft, erfährt man nach ein paar Einlagen am Gebär-Dschungel-Tau und nach zwei Meditationsübungen nicht.
Einige praktischere Tipps haben wir im Kurs auch bekommen, zum Beispiel eine Checkliste für die Krankenhaustasche. Aber im Endeffekt braucht man dafür auch nur gesunden Menschenverstand – einfach Klamotten packen, in denen man sich wohlfühlt. Auch andere Informationen zur Kreißsaalanmeldung oder die Kreißsaalbesichtigung waren hilfreich. Als Schwangere ergibt es Sinn, sich vor der Geburt in dem Krankenhaus anzumelden, in dem man entbinden will. Ist man zur Anmeldung da, kann man sich den Kreißsaal auch gleich anschauen. Dennoch: Bei der Geburt sind dir Inneneinrichtung und Deko im Krankenhaus egal. Ob Achtzigerjahre-Zweckbau oder moderner Kubismus – das bekommt man während der Geburt sowieso nicht mit. Ich könnte heute nicht einmal mehr sagen, in welcher Farbe der Saal gestrichen war, indem ich entbunden habe.
Zusammenfassend würde ich sagen, dass ich vom Kurs eher enttäuscht war. Vielleicht auch, weil um ihn ein solcher Hype gemacht wird, unterstützt von den Medien und anderen Müttern. Ich persönlich habe den Kurs eher als Pflichtveranstaltung wahrgenommen. Die Fragen, die dort besprochen wurden, kann man auch ganz einfach mit seiner Hebamme im persönlichen Gespräch klären.
Beim Vorbereitungskurs war es mir sehr wichtig, Kontakt mit anderen Schwangeren zu bekommen. Leider hat mir der Kurs dabei nicht wirklich die gewünschten Kontakte verschafft und ich stehe heute nur noch mit wenigen der insgesamt acht Paare in Kontakt. Wenn es um Schwangerschaft und Kindererziehung geht, hat jeder polarisierende Ansichten. Kontakt mit Leuten, die extrem verschiedene Ansichten haben, ist stressig, weil man sich ständig selbst hinterfragt. Jeder will dir seine eigene Meinung aufzwingen, will, dass du nackt in den Kreißsaal fährst. Das war nichts für mich. Viele waren gedanklich nicht so weit, weil sie erst am Anfang der Schwangerschaft standen, wo man noch ganz andere Probleme hat. Für mich war der Kontakt also nicht sehr hilfreich.

Man merkt auch im direkten Kontakt, dass viel verheimlicht und beschönigt wird. Erst nach der Geburt habe ich mich vorsichtig an schwierige Themen herangewagt und bei Bekannten, die Kinder haben, nachgefragt. Ständig hatte ich den Gedanken im Hinterkopf: „War es wirklich nur bei mir so traumatisch?“ Nur langsam erfährt man, dass viele andere ähnliche Erfahrungen gemacht haben, doch das einfach verschweigen. Daher kam auch die Idee für dieses Buch: Viele haben das Gleiche erlebt wie ich, wollen aber nicht offen darüber sprechen. Das will ich ändern.
Im zweiten Teil der Schwangerschaft sind das größte Thema die körperlichen Veränderungen, die auf einen zukommen. Man sagt ja, dass eine schwangere Frau sexy und schön ist, aber so habe ich mich überhaupt nicht gefühlt. Ich fand die Veränderungen erschreckend und teilweise sehr belastend.
Ich bin immer dicker und dicker geworden und musste ständig auf die Toilette rennen, weil das Kind anfing, auf meine Blase zu drücken. Das war nicht nur nervig für mich, sondern auch für meinen Mann, wenn ich nachts zum vierten Mal aufs Klo rennen musste. Man kann es tatsächlich einfach nicht mehr halten – wenn man unterwegs ist, muss man immer wissen, wo die nächste Toilette ist, sonst könnte ein Unglück passieren.
Obwohl ich keine besonderen Beschwerden hatte, merkte ich, dass sich der Körper auf die Geburt vorbereitet. Mein Becken hat sich ausgeweitet, und ich bin wie eine lahme Ente durch die Stadt gewatschelt. Da ich immer sehr sportlich war, war die Erfahrung, so schnell dicker und dicker zu werden, für mich sehr unangenehm. Als Frau, die ohne Probleme zwanzig Kilometer in zwei Stunden hat rennen können, ist das eine extreme Umstellung. Die Sportlichkeit, die ich mir mit viel Mühe antrainiert hatte, war ganz plötzlich weg.
Das Kind fängt an, auf den Ischiasnerv zu drücken, was zu extremen Rückenschmerzen geführt und mich in der Bewegung und beim Laufen sehr eingeschränkt hat. Treppen wurden zum Marathon: Wie eine alte Oma kam ich schnell aus der Puste, weil das Kind auf die Lungen drückt. Selbst die kleinsten Einkäufe konnte ich nicht mehr tragen, und im Bus wurde mir zum ersten Mal im Leben ein Sitzplatz angeboten – den ich auch dankend angenommen habe, denn selbst der kürzeste Weg war erschöpfend. Der zwanzigjährige Bursche hat mich dabei doch glatt gesiezt! Das ist mir davor noch nie passiert. In dem Moment wusste ich: Jetzt ist es vorbei, jetzt bin ich alt. Ich habe mich nicht mehr als Frau wahrgenommen gefühlt, sondern als Tonne auf Stumpfbeinen. Hier also ein kleiner Aufruf an alle, die eine Schwangere im öffentlichen Nahverkehr sehen: bitte wirklich einen

Platz anbieten. Aber aus Höflichkeit mit „Du“ ansprechen, damit sie sich nicht ganz so alt fühlt! Das ist gut fürs Wohlbefinden.
Ich konnte mich auch kaum mehr bücken und mir die Schuhe nicht mehr zubinden, geschweige denn die Zehennägel schneiden. Zum ersten Mal im Leben musste ich zur Fußpflege, sonst wären meine Zehennägel ins Unendliche gewachsen. Wieder habe ich mich gefühlt wie eine alte Oma, wie ich da saß und andere dafür bezahlen musste, dass sie sich um meine Fußnägel kümmern.
Überhaupt, der ganze untere Teil des Körpers wird unzugänglich. Beine rasieren wurde zu einem Mordsaufwand, da ich mit einem Handspiegel herausfinden musste, wo ich mich noch rasieren muss. Was früher also ein paar Minuten gebraucht hat, war jetzt eine stundelange Aufgabe. Ich überlegte, meinen Mann zu fragen, ob er das für mich machen kann, aber das wäre mir doch zu peinlich gewesen. Ich wollte ja irgendwann auch wieder mit ihm schlafen können. Ganz zu schweigen von meinem Intimbereich – was für ein Urwald da gewachsen ist, konnte ich nicht sehen und wollte ich auch gar nicht so genau wissen. Man sagt ja, in der Schwangerschaft wird man eins mit seinem Körper. Wurde ich aber nicht, im Gegenteil: Ich habe mich zeitweise von der unteren Hälfte meines Körpers verabschieden müssen. Ich fand es entwürdigend, weil man sich in dieser Zeit nicht mehr so pflegen kann, wie man will, und umständlich mit Spiegeln versucht, bestimmte Stellen zu bearbeiten. Spiegel wurden mein Feind Nummer Eins: Hineinzuschauen, habe ich mich irgendwann gar nicht mehr getraut.
Man wird überall runder, selbst am Hintern, und bekommt eine „weibliche“ Figur. Das empfand ich als eine furchtbare Wandlung – mein Körper hat sich nicht mehr wie mein eigener angefühlt. Mein Mann nannte mich liebevoll scherzhaft „Pummelfee“. Ich hätte ihn am liebsten erwürgt, aber dazu fehlte mir die Puste.
Baden wurde zum Mordsaufwand. Erst ein Bein über die Balustrade, dann Nummer zwei, und wie man wieder rauskommt, war auch fraglich. Ich habe mir fast jeden Tag meinen Melonenbauch eingeölt und dabei gebetet, dass sich die Haut irgendwann wieder zurückdehnt, ohne allzu viele Dehnungsstreifen zu hinterlassen. Doch als ich hochschwanger war, konnte ich kaum glauben, dass ich jemals wieder einen flachen Bauch haben würde.
Ich habe auch Wassereinlagerungen in den Beinen und Füßen bekommen und konnte irgendwann nur noch Birkenstockschuhe tragen, die ich drei Stufen weiter schnallen musste, damit meine dicken Füße reinpassen. Mit den Fingern war es ähnlich. Die wurden so dick, dass ich selbst meinen Ehering nicht mehr tragen konnte. Das war sicher

nicht die schlimmste Veränderung, aber auf jeden Fall emotional belastend – hatte ich den Ring doch für Jahre Tag für Tag getragen. Natürlich habe ich mich gefreut, wann immer ich meine Tochter spürte und wenn ich merkte, wie sie immer beweglicher und agiler wurde. Das waren die kleinen Glücksmomente. Doch die Art, wie sich mein Körper veränderte, hat mein Stolz auf mein Aussehen doch sehr beeinflusst. Als Flugbegleiterin war ich es gewöhnt, viel Wert auf mein Aussehen zu legen und mich jeden Tag schön zu schminken und mir die Haare einzuflechten. Das habe ich während der Schwangerschaft aber sein lassen. Erstens war es viel zu anstrengend, zweitens hat mich ja eh keiner gesehen und drittens habe ich mich so hässlich gefühlt, dass es sich für mich gar nicht mehr gelohnt hätte, überhaupt ans Schminken zu denken – es gab ja eh nichts mehr zu retten. Als meine Brüste dann irgendwann auf meinem dicken Bauch wie auf dem Präsentierteller auflagen, habe ich es auch mit den BHs sein lassen: Erstens hatte ich sowieso keine mehr, in die meine Monstertitten reingepasst hätten, und zweitens: Wen störte es noch? Mich auf jeden Fall nicht mehr.
Früher war ich immer schnell dabei, mein Urteil über Schwangere abzugeben, die sich während der Schwangerschaft „gehen lassen", aber jetzt verstehe ich: Es geht einfach nicht mehr anders. Man wird so unbeweglich und träge, dass „hübsch aussehen" einfach ganz weit unten auf der Prioritätenliste steht. Bevor ich nicht selbst schwanger war, hätte ich das sicher nicht so gesehen, und gesagt, es ist eine Frage des Willens. Ist es vielleicht, aber die Kosten-Nutzen-Rechnung stimmte für mich einfach nicht mehr.
In der Schwangerschaft haben sich meine Prioritäten komplett verändert. Meine gesunde Ernährung war irgendwann völlig unwichtig für mich und eines Abends habe ich mit Hingabe Kroketten mit Mayonnaise in mich reingeschaufelt. Mein Mann hat sich, natürlich hinter vorgehaltener Hand, kaum mehr eingekriegt vor Schmunzeln: So hatte er mich davor noch nie erlebt! Zum Glück hat er meine Veränderungen gelassen genommen, vielleicht sogar gelassener als ich selbst. Ich konnte mich manchmal kaum wiedererkennen. Ich glaube, das ist auch ein wichtiger Punkt, der angesprochen werden muss: Die Schwangerschaft verändert einen, Aussehen ist plötzlich weniger wichtig als Bequemlichkeit. Ich habe sicher einige Klischees einer „typischen Schwangeren" erfüllt, aber das ist auch okay so. Ich finde, keine Frau muss sich zwingen, bis zur Entbindung geschminkt und in High Heels durch die Gegend zu laufen, und dabei an einem Salatblatt knabbern, nur, um gegen irgendwelche Klischees zu verstoßen.

Die Schwangerschaft ist eine körperlich und geistig anstrengende Zeit, und es ist okay, wenn man andere Sachen priorisiert. Dann ist man eben für neun Monate eine Tonne auf Beinen in gemütlichen Omaschlüpfern und nicht mehr die sexy Ehefrau. Frau kann es der Welt nicht immer recht machen, und das passt auch so. Zur Beruhigung an alle Schwangeren: Die Prioritäten ändern sich nach der Geburt auch wieder. Wenn ich mir heute die Oma-Unterhosen anschaue, die ich während dieser Zeit getragen habe, kann ich es kaum glauben. Aber in dem Moment überwiegt einfach die Pragmatik.
Wo wir gerade von der sexy Ehefrau sprechen: Natürlich verändert die Schwangerschaft das Sexleben, vor allem, wenn die Geburt näher rückt. Witzigerweise war es mein Mann, der Zweifel bekam, und irgendwann sagte: „Wenn wir jetzt Sex haben, dann sieht meine Tochter ja meinen Penis." Das hätte das ungeborene Kind sicher nicht gestört, meinen Mann aber schon. Als Eltern entwickelt man schnell ein Fürsorgegefühl und fragt sich ständig, ob man da nicht „etwas kaputt macht". Macht man nicht, wenn man aufpasst, aber der Gedanke schwingt trotz allem immer mit und irgendwann ist die Lust weg, weil der Gedanke einfach überwiegt. Es wird auch körperlich schwierig mit dem dicken Bauch: Der Zugang wird immer schwerer. Wird Sex zum logistischen Kraftakt, dann geht der Charme der Sache doch etwas verloren. Am Ende der Schwangerschaft hatte ich außerdem keine Lust mehr auf Sex – ich glaube aber, dass das bei jeder Frau unterschiedlich ist.
Während der Schwangerschaft verändert sich einiges im Schlafzimmer: auch die Lautstärke. Ich habe angefangen, zu schnarchen. Vor meiner Schwangerschaft war ich die liebe kleine Lillifee, die nie ein Ton von sich gegeben hat, doch von Woche zu Woche bin ich mehr zum schnarchenden Pottwal geworden. Das war irgendwann so schlimm, dass mein Mann kaum mehr schlafen konnte. Davor bin immer ich diejenige gewesen, die meinen Mann nachts angestupst und mit dem romantischen Satz „Du schnarchst, dreh dich um!" aus dem Schlummer geweckt hat. Nun aber war es plötzlich anders herum, und ich wurde nachts wachgerüttelt. Ich habe ihm nicht geglaubt, bis er mir nach der Geburt ein Video gezeigt hat: Mein Schnarchen war nicht auszuhalten. Niemals hätte ich geglaubt, dass ich so laut sein kann – dass danach noch Wälder um unser Haus stehen, ist ein Wunder. Doch während der Schwangerschaft drückt das Kind so sehr auf die Lunge und das Zwerchfell, dass man schnarcht wie ein Bauarbeiter.
Doch das ist noch lang nicht alles. Wir wissen: Frauen pupsen nicht. Frauen machen nur rosa Wolken, die nach Parfüm duften und keine

Geräusche von sich geben. Tja, wenn man schwanger ist, dann ist es mit dieser Lüge vorbei. Die Blähungen sind wie die Vergasung schlechthin. Und es kommt noch schlimmer: Währenddessen hat man auch Durchfall, und manchmal ist es dann schon längst zu spät, um aufs Klo zu rennen. Auch bei uns haben die enormen Blähungen irgendwann Einzug erhalten. Mein Mann sagte irgendwann, und der Horror stand ihm ins Gesicht geschrieben: „Bleibt das so?“ Anders als die größeren Brüste war dies eine Änderung, die ihm nicht so sehr gefallen hat. Die Schwangerschaft bietet also noch ganz andere Methoden, um sich als Paar richtig intim kennenzulernen.
Die Romantik außer Haus lässt auch nach. Wir sind hin und wieder zum Essen ausgegangen, aber das war eher so mittelmäßig. Mit dem dicken Bauch konnte ich irgendwann nicht mehr Auto fahren, oder mich bequem hinsetzen, ein Glas Wein zum Essen war für mich sowieso verboten und aufs Klo musste ich auch ständig. Einkaufstrips wurden ebenfalls zur Tortur: Vor lauter Bauch konnte ich den Griff des Einkaufswagens nicht mehr erreichen, der Bauch schob ihn ganz allein vor mir her. Einen Kinobesuch habe ich in der Schwangerschaft gar nicht erst gewagt. Das wäre auch was gewesen, wenn ich währenddessen sechsmal aufs Klo hätte rennen müssen – das ist nur was für Mutige.
Etwas Nettes zum Anziehen hatte ich natürlich auch nicht mehr. Überhaupt war Schwangerschaftsmode so ein Thema für sich. Für mehrere Wochen musste ich mich von Knöpfen und Reißverschlüssen verabschieden, stattdessen gab es Gummibänder und Klettverschlüsse. Ich hatte eine Umstandshose, die wie eine Jeans aussah, aber aus gemütlichem, dehnbaren Leggingsstoff gemacht war. Das war sehr viel angenehmer, als eine normale Hose etwa mit Haarbändern zusammenzuhalten. Die heutige Umstandsmode sieht dabei auch gar nicht mal so schlecht aus und ist einigermaßen bezahlbar. Von all meinen Schwangerschaftskäufen war die Hose sicher einer der besten.
In der Schwangerschaft war es mir auch nicht mehr möglich, so Sport zu machen, wie ich es gerne getan hätte. Joggen durfte ich nicht, nur Nordic Walking war erlaubt. Doch das war einfach nicht genug für mich, dabei konnte ich mich nicht richtig auspowern. Am liebsten hätte ich die Laufstöcke ins Gebüsch geworfen und wäre losgerannt. Sportarten, die Schwangeren immer empfohlen werden – Schwimmen oder gar Yoga – waren einfach nichts meins, damit konnte ich mich nicht anfreunden. Vor allem, als mein Bauch mehr und mehr wuchs, war der Gedanke, ins Schwimmbad zu gehen, eine Qual: Ich hatte ein so großes Schamgefühl wegen meines Körpers, dass ich

es nicht ausgehalten hätte, halbnackt von anderen angeschaut zu werden. Im Nachhinein hätte ich mich eventuell dazu zwingen sollen, denn ich habe auf jeden Fall gemerkt, dass Bewegung guttut und Sportlichkeit auch bei der Geburt helfen kann. Aber ich bin während der Schwangerschaft einfach in mich zusammengefallen – oder, um genauer zu sein: auseinandergefallen.
Eine körperliche Veränderung, die ich nun wirklich nicht bedacht hatte, war mein Bauchnabel. Wird der Bauch größer, spannt die Haut immer mehr und der Bauchnabel stülpt sich nach außen. Bis dahin habe ich noch mein Piercing getragen, es dann aber entfernt – das hat sich seltsam angefühlt und noch viel seltsamer ausgesehen. Es gibt spezielle Schwangerschaftspiercings, die man in dieser Zeit verwenden kann. Sie sind etwas dehnbarer und nachgiebiger, aber das war mir zu viel. Ich hoffte einfach nur, dass mein Bauchnabel sich nach der Geburt wieder zurückbildet und so aussieht wie davor. Das hat er zum Glück, auch wenn ich das Gefühl habe, dass er heute etwas anders aussieht – was natürlich auch daran liegen kann, dass ich das Piercing nicht wieder eingesteckt habe.
Der Schwangerschaftsbauch macht übrigens deiner Privatsphäre ein schnelles Ende. Anscheinend sehen viele einen dicken Bauch als Glücksbringer, und es gab mehr als eine Handvoll Omas im Supermarkt, die mit den Worten „Sind Sie schwanger?" ihre Hände auf meinem Bauch platzierten, und das ohne ausdrückliche Erlaubnis! Wildfremde Menschen denken plötzlich, dass sie einen Freifahrtschein haben und deinen Bauch jederzeit in der Öffentlichkeit angrabschen dürfen. Mir ging das komplett gegen den Strich, was kommt denn als Nächstes? Dass Fremde auch noch meine Brüste anfassen? Ich gehe doch auch nicht zu einem Mann mit Bierbauch und betatsche ihn hingebungsvoll, während ich ihn mit Fragen löchere: „Wann ist es denn so weit? Da ist der Papa sicher stolz!" Doch bei einer Schwangeren, da scheint das in Ordnung zu sein.
Auch beim Friseur konnten die Leute ihre Ratschläge und Meinungen kaum zurückhalten. Als ich mir die Haare tönen lassen wollte, hatte die Friseurin große Bedenken, in der Schwangerschaft Haarfarbe zu verwenden, obwohl das heutzutage mit den richtigen Produkten nicht schädlich ist. Deshalb habe ich auf meine Tönung bestanden. Ich hatte schon vor der Schwangerschaft viele graue Haare, und wollte nicht für neun Monate mit einem grauen Ansatz herumlaufen. Damit hätte ich mich noch weniger schön und noch mehr wie eine alte Oma gefühlt. Und ein bisschen Pflege wollte ich auf jeden Fall beibehalten, weil ich mich schon im Rest meines Körpers so unwohl fühlte. Andere Schwangere lassen das Haarefärben ganz sein, und das ist auch in

Ordnung – aber für mich war es der letzte Strohhalm, an den ich mich unbedingt geklammert habe, um mich nicht ganz verwahrlost zu fühlen.
Ich war aber trotzdem keine der Frauen, denen es besonders wichtig war, während der Schwangerschaft extrem gestylt zu sein und sich dementsprechend zu quälen. In meinen Augen macht der Körper in der Schwangerschaft schon genug durch, und deshalb kann man es sich auch erlauben, die Sache so angenehm wie möglich gestalten zu wollen.
Arbeitet man während der Schwangerschaft, kann man sich sicher mit schöner Umstandsmode eindecken – wie gesagt, da gibt es heute einiges. Sicher ist es der Traum vieler Frauen, in der Schwangerschaft modisch korrekt und super gestylt auszusehen. Wenn man aber wie ich ans Haus gefesselt ist, dann muss auch das nicht sein, da tut es auch ein T-Shirt vom Mann. Aber selbst die wurden mir irgendwann zu eng, und ich musste mich nach etwas Größerem umschauen. Ganz prinzipiell finde ich, dass man die körperlichen Veränderungen einfach auf sich zukommen lassen sollte, um dann zu sehen, was für einen selbst passt (ganz wörtlich) und was nicht. Vielleicht wäre also mein Tipp, einfach nicht schon am Anfang viel zu viel zu kaufen. Letzten Endes weiß man nicht, was man dann wirklich tragen wird. Dazu kommt, dass man Umstandsmode nur begrenzt tragen kann. Ist das Kind da und der Bauch hat sich zurückgebildet, wird man in die Kleidung nie wieder reinpassen. Natürlich will die Textilindustrie, dass man sich einen ganzen Kleiderschrank voll mit Umstandsmode kauft, aber in der Realität zieht man dann doch immer die gleichen drei Hosen und T-Shirts an. Vor allem, wer aufs Geld achten will, kann und sollte hier also vorsichtig sein.
Geld hat bei unserer Entscheidungsfindung, schwanger zu werden, keine große Rolle gespielt. Wir haben zu dem Zeitpunkt beide gearbeitet und hatten deshalb zwei Einkommen, was die Situation doch komfortabler gemacht hat. Da ich meinen Job verloren habe, ist mein Mann Alleinverdiener für die nächste Zeit, aber auch mit einem vollen Gehalt kann man finanziell zurechtkommen. Das bedeutet aber, dass gut gehaushaltet werden muss: Preise sollten verglichen und unnötige Ausgaben eingeschränkt werden. Auch kleine Ausgaben, wie Windeln, läppern sich über eine längere Zeit, weshalb sich Sonderangebote hier lohnen können.
Ich habe vor allem gemerkt, dass man als Eltern ganz automatisch zurücksteckt. So habe ich früher meine Shoppingausflüge zelebriert, mir gerne Make-up oder mal eine neue Bluse geleistet. Das mache

ich jetzt nicht mehr: Das Geld ist zuallererst für das Kind da, und Kleidung kaufen wir fast nur noch secondhand – vor allem am Anfang wachsen Babys so schnell aus den Stramplern, dass es keinen Sinn macht, da viel Geld in teure Marken zu investieren. Mit Möbeln, Kleidung, Kinderwagen habe ich sicher über viertausend Euro ausgegeben – und das, bevor meine Tochter überhaupt geboren wurde!
Kinder sind ein teures Hobby, das weiß jeder. Dazu trägt bei, dass die Industrie alles tut, um aus der Unsicherheit einer werdenden Mutter Profit zu schlagen. Und die sind natürlich ein sehr einfaches Ziel: Schwangere haben Zeit, einkaufen zu gehen, haben Angst, dass sie nicht alles richtig machen, und wollen nur das Beste für das Kind. Dazu kommt das Nestbausyndrom, dem man hormonell bedingt so leicht verfällt. Deshalb ist es in der Schwangerschaft extrem wichtig, Käufe zu überdenken und mit sich selbst strikt zu sein. Ich bereue viele meiner Einkäufe, und hätte mein Mann nicht auf die Bremse gedrückt, hätte ich noch viel mehr Geld für unnütze Dinge ausgegeben.

Kapitel 5: Kurz vor der Geburt

In diesem Kapitel geht es um die Wochen kurz vor der Geburt. Was packe ich in die Krankenhaustasche, wie schütze ich unser neues Auto vor Fruchtwasserexplosionen und wie wollen wir unser Kind denn nun nennen? Und dann ging es mit den Wehen los …

Viele denken ja, man ist neun Monate schwanger, genau genommen sind es bis zur Geburt aber zehn Monate, je nachdem, wann das Kind tatsächlich kommt. Dementsprechend wird auch der Geburtstermin errechnet, dem dann heftig entgegengefiebert werden kann. Heutzutage gibt es eine Vielzahl an Apps, auf denen man die eigene Schwangerschaft Woche um Woche verfolgen kann. Die Apps sagen dir dann, wie dein Kind langsam heranwächst: Heute ist das Kind so groß wie eine Avocado, heute so groß wie eine Wassermelone.

Im achten Monat war es nicht mehr lang bis zur Geburt und in dieser Zeit musste ich auch wieder öfter zum Arzt, da die Entwicklung des Kindes nun engmaschiger kontrolliert wurde. Dort wird auch die Lage des Kindes überprüft. Das Baby muss mit dem Kopf nach unten liegen, damit eine natürliche Geburt stattfinden kann. Hat es sich noch nicht gedreht, kann der Arzt durch ein paar Handgriffe versuchen, das Kind dazu zu animieren, sich in die richtige Lage zu bewegen. Ist das nicht möglich, dann muss schon frühzeitig ein Kaiserschnitt geplant werden. Ich hatte Glück: Meine Tochter drehte sich von selbst und war startklar. Die Drehung im Bauch konnte ich selbst spüren, also wusste ich schon vor dem Arzttermin, dass sie richtig liegt.

Ich musste alle zwei Wochen zum Arzt, da ich eine singuläre Nabelschnurarterie hatte. Das bedeutet, es ist nur eine Nabelvene und -arterie zu erkennen. Normalerweise sind zwei Venen und eine Arterie vorhanden. Dann können Termine auch weniger oft stattfinden. Ist man über den Geburtstermin hinaus noch ohne Wehen, dann sollte man alle zwei Tage zum Arzt. Das war bei mir nicht der Fall, da meine Tochter pünktlich zum errechneten Termin geboren wurde.

Beim Arzt wurde immer eine Kardiotokografie oder ein CTG-Test gemacht. Für ungefähr eine halbe Stunde werden dabei die Herztöne und der Puls des Kindes aufgezeichnet und getestet, ob eine Wehentätigkeit vorliegt. Gegen Ende der Schwangerschaft hat man nämlich schon erste Wehen, die man zwar auf dem Gerät sehen, aber nicht selbst spüren kann. Als ich die ersten Ausschläge auf dem Gerät sah und dabei noch komplett schmerzfrei war, dachte ich mir: Ach, na dann kann die Geburt ja ganz entspannt werden! Ein kleiner Warnhinweis schon mal: So bleibt das natürlich nicht. Aber in dem Moment ist es eine schöne Fantasie gewesen.

Zusätzlich wird bei jedem Termin ein Ultraschall gemacht. Während das Kind am Anfang der Geburt noch zu klein ist, um gesehen zu werden, besteht am Ende der Schwangerschaft das gegensätzliche Problem: Dann ist das Baby so groß, dass man nichts mehr erkennen kann. Ich fand das sehr enttäuschend, denkt man sich doch, dass man kurz vor der Geburt umso mehr auf dem Ultraschall erkennen wird. Ich habe das letzte Bild meiner Tochter schon Wochen vor der Geburt bekommen und musste dann bis zur Geburt warten, um sie wiederzusehen. Tatsächlich gab es zum Ende immer weniger Bilder, da die Krankenkasse nur eine gewisse Anzahl an Bildern finanziert. Für mich ging in den letzten Wochen so der Bezug zu meiner Tochter ein bisschen verloren, da ich sie nicht mehr, wenn auch nur auf Ultraschallfotos, „sehen" konnte. Mein Tipp an werdende Mütter ist also, nicht schon am Anfang der Schwangerschaft zu viele Fotos machen zu lassen, dann aber die Mitte der Schwangerschaft auszunutzen, da man am Ende nicht mehr viel sehen wird.
Der Ultraschall wurde von meiner Ärztin immer sehr kurz gehalten, da die Entwicklung des Kindes bis dato normal verlaufen war: Da wurden nur schnell Gewicht und Größe gemessen, ganz nach Routinevorschrift, das CTG und der Urintest gemacht, dann war es schon wieder vorbei. Auch deshalb fühlte ich, wie die Beziehung zum Kind nicht mehr so intensiv war wie zuvor. Das hat mir die Vorfreude auf die Geburt meiner Tochter ein bisschen genommen. Ich glaube, man muss sich als werdende Mutter sehr bewusst sein, dass das professionelle Umfeld, vor allem die Ärzte, dutzende schwangere Patientinnen am Tag betreut. Deshalb wird da nicht viel Drama gemacht und wer die Einzigartigkeit seiner eigenen Schwangerschaft teilen will, der muss das im eigenen Bekannten- und Freundeskreis tun. Die Ärzte sind nicht da, um sich mit dir zu freuen – sie sind für das körperliche Wohl des Kindes zuständig und das hat meine Ärztin auch sehr gut gemacht. Aber eben auch nichts anderes.
Stattdessen versuchte ich, mich zu Hause auf die Geburt vorzubereiten. Bei mir hat sich das hauptsächlich an meiner Krankenhaustasche gezeigt. Die habe ich schon frühzeitig gepackt und danach noch gefühlte hundertmal umgepackt. Als es um das Outfit für die Geburt ging, kam auch noch einmal die Flugbegleiterin in mir hoch, die immer perfekt gerichtet ist: Schon lange hatte ich mir zu Hause überlegt, welche Klamotten ich gerne zur Geburt tragen will. Das war vom Oberteil bis zu den Kuschelsocken komplett durchgeplant. Die Sachen liegen bis heute ungetragen in meinem Schrank, weil ich gar nicht dazu gekommen bin, sie anzuziehen.

Auch für meine Tochter stellte ich die perfekten Outfits zusammen und malte mir aus, wie sie all die Strampler schon im Krankenhaus tragen würde. Letzten Endes hatte sie genau ein Outfit an. Ich hatte nicht gewusst, dass man im Krankenhaus die komplette Kleidung für das Baby gestellt bekommt und deshalb gar keine eigenen Kleider mitbringen muss, bis auf das Outfit, dass das Kind auf dem Weg nach Hause trägt. Trotzdem packt man als Mama natürlich alle Outfits ein. Da bedankt sich dann auch der Mann, der die Tasche – bei mir war es ein ganzer Koffer, aber glücklicherweise auf Rollen – ins Krankenhaus schleppen darf. Mit dem Erfolg, dass wir den Koffer am Ende nicht einmal komplett ausgeräumt haben.
Mein Tipp wäre, dass man leichter und minimalistischer packt, als man vielleicht denken würde, und sich den ganzen Stress einfach erspart. Eine Kulturtasche mit Zahnbürste und Duschzeug braucht man schon. Ich musste meine eigenen Handtücher mitbringen – das wurde mir bei der Voranmeldung im Kreißsaal gesagt und ist eine gute Frage, die man dabei stellen kann. Das könnte von Krankenhaus zu Krankenhaus anders sein.
Zusätzlich braucht man noch einige Klamotten für die Tage nach der Geburt – bei einer normalen Geburt ohne Komplikationen kann man mit drei oder vier Tagen rechnen. Hier kann ich empfehlen, dass man bequeme Umstandsklamotten mitnimmt. Man hat zwar die Illusion, dass der Bauch nach der Geburt sofort verschwunden ist, aber so schnell geht es nicht. Zusätzlich ist es sinnvoll, auch für den werdenden Papa eine Jogginghose und ein paar Boxershorts und T-Shirts einzustecken, damit auch er die Klamotten wechseln kann. Die Ausgehklamotten und das Make-up kann man getrost zu Hause lassen – mir wäre das nach der Geburt zu viel Stress gewesen und ich habe es nicht für nötig gehalten.
Auch im Kinderzimmer überlegt man sich in der Zeit direkt vor der Geburt, wo welche Möbel am besten stehen könnten. Den Wickeltisch habe ich noch dutzende Male umgestellt und letzten Endes steht er heute ganz woanders. Erst, als meine Tochter zu Hause war und ich wusste, wie ich sie am besten wickele, hat er seinen endgültigen Standort gefunden.
Die andere große Frage, die vor der Geburt beantwortet werden muss, ist: Wie wird mein Kind eigentlich heißen? Wir hatten schon früh in der Schwangerschaft, in der zwölften Woche, einen Bluttest auf Gendefekte machen lassen und dabei kann schon das Geschlecht festgestellt werden. Ab da wussten wir, dass wir eine Tochter bekommen. In den nächsten Monaten habe ich Tausende von Namenslisten nachgeschlagen. Da gibt es Listen, Namensbücher und

Mami-Blogs, dort werden einem die Trendnamen jedes Jahres für die letzten hundert Jahre angeboten und ich habe trotzdem nichts gefunden, das ich mochte. Ich hatte am Ende nur quadratische Augen.
Ich hatte auch eine Liste auf meinem Handy gespeichert, in der ich schon für eine lange Zeit potenzielle Namen für meine Kinder hineingeschrieben hatte. Als ich mir diese Liste in der Schwangerschaft wieder anschaute, war mein einziger Gedanke: „Wie furchtbar! Ein Glück, dass ich damals noch nicht schwanger war, sonst hätte mein Kind jetzt einen unmöglichen Namen." Die Geschmäcker ändern sich definitiv im Laufe der Zeit, auch wenn es um Namen geht.
Ich wusste aber definitiv, dass unsere Tochter keinen Doppelnamen haben sollte, und ich wollte keinen amerikanisch klingenden Modenamen. Ich wollte auch keinen Namen, der im Moment extrem beliebt ist. Sonst steht man hinterher auf dem Spielplatz und ruft: „Komm her, Emma!"; und plötzlich rennen zwanzig Mädchen inklusive der eigenen Tochter auf einen zu. Doch zu wissen, was man nicht will, hilft leider auch nicht viel dabei, den richtigen Namen zu finden. Es ist eine große Verantwortung, einen guten Namen zu wählen, da das Kind diesen sein ganzes Leben behalten wird. Ich habe stundenlang Listen um Listen durchgelesen, war völlig überfordert und wusste am Ende gar nicht mehr, welche Namen ich eigentlich mag. Irgendwann war ich so weit, dass ich dachte: Ich nenne mein Kind einfach „anonym" oder „hat keinen Namen". Es war eine völlige Reizüberflutung.
Am Ende habe ich mich mit meinem Mann zusammengesetzt und jeder hat die zwei oder drei Namen aufgeschrieben, die uns zuerst eingefallen sind. Von diesen fünf Namen fiel einer sofort weg, weil so die Tochter eines Arbeitskollegen meines Mannes hieß. Mein Mann wollte partout nicht den gleichen Namen verwenden. Das war sehr schade, denn der Name war einer meiner Favoriten. Ich versuchte, meinen Mann zu überreden, aber er wollte sich das lieber nochmal überlegen. Ich dagegen wollte langsam, aber sicher einen Namen festlegen, weil ich auch anfangen wollte, meinen Bauch und mein Kind mit dem gewählten Namen anzusprechen. Gestritten haben wir uns wegen des Namens nie, aber die Entscheidungsfindung wurde immer und immer mehr nach hinten verschoben.
Eine andere Baustelle war der Nachname. Mein Mann und ich waren zwar verheiratet, ich habe mich aber damals geweigert, seinen Namen anzunehmen, und einen Doppelnamen konnte ich mir auch nicht vorstellen. Mein Mann hat sich ebenfalls geweigert, meinen Namen anzunehmen, sein Argument: „Das geht doch nicht, dass der Mann den Namen der Frau annimmt!" Damals hatten wir aber ausgemacht,

dass wir uns als Familie auf einen gemeinsamen Namen einigen, sobald wir ein Kind bekommen.
Das war bei den Verhandlungen um den perfekten Namen also noch ein zusätzliches Argument. Letzten Endes haben wir uns so geeinigt, dass mein Mann meinen Nachnamen angenommen hat, der Vorname unserer Tochter aber sein Wunschname ist. Mittlerweile bin ich über diese Lösung ganz froh und der Name ist auch einer, den ich von Anfang an nicht schlecht fand – er war nur einfach nicht mein Favorit.
Als Tipp kann ich an Paare weitergeben, dass sie sich einfach alle Namen, die ihnen spontan einfallen, auf einer Liste, zum Beispiel im Handy, abspeichern. Dann können alle Ideen später mit dem Partner besprochen und diskutiert werden. Irgendwann weiß man dann, was der richtige Name ist. Manche wissen sofort, wie ihr Kind heißen soll, bei anderen dauert es einfach länger. Bei uns hat es ein bis zwei Monate gebraucht und entschieden haben wir uns im achten Schwangerschaftsmonat. Es ist auch möglich, die Entscheidung für den Namen nach der Geburt zu treffen, wenn man sein Kind erst kennenlernen will. Ich wollte aber schon vorher die Sicherheit haben, dass mein Kind einen Namen hat.
Nachdem wir uns auf einen Namen geeinigt hatten, haben wir ihn erst einmal für uns behalten: Weder die Großeltern noch die Freunde durften ihn vor der Geburt wissen. Wir wollten uns nicht von anderen beeinflussen lassen, weil wir uns nie hätten einigen können, wenn jeder seinen Senf noch dazugegeben hätte. Und das wollte ich nicht. Meiner Schwester habe ich den Namen gesagt, aber sie war die einzige Außenstehende, die ihn kannte.
Ich kann anderen werdenden Eltern nur raten, es genauso zu machen: den Namen untereinander abstimmen, dass beide Eltern damit glücklich sind, aber ihn erst an Freunde und Familie weitergeben, wenn das Kind da ist und die Entscheidung schon gefällt wurde. So erspart man sich all die Zweifel im letzten Moment.
Viele meiner Freundinnen haben schon vor mir entbunden. Man gratuliert dann natürlich und ich habe lange hin und her überlegt, ob ich nachfragen soll, wie bei ihnen die Geburt verlaufen ist. Richtig getraut habe ich mich nicht, denn für mich hatte ich beschlossen, dass ich nach der Geburt erst einmal Zeit mit meiner Tochter verbringen will, ohne die ganze Zeit am Handy zu hängen und mit den Bekannten zu tratschen. Ich träumte vor der Geburt ja auch, dass die ersten paar Wochen ganz wunderschön werden und man die gesamte Zeit damit verbringt, mit dem Kind zu kuscheln und auf Wolke sieben zu schweben.

Habe ich dann doch per WhatsApp nachgefragt, wie eine Geburt verlaufen ist, habe ich relativ kurze Antworten bekommen: „Ja, war ganz okay“ oder „Ja, ich habe es geschafft“. Liest man zwischen den Zeilen, wurde mir langsam bewusst, dass die Geburt wahrscheinlich spannender, schmerzvoller und weniger erfüllender werden wird, als ich mir das in meiner Naivität ausgemalt hatte. Ich muss sagen, dass ich das ziemlich ausgeblendet habe, und erst kurz vor der Geburt fiel mir ein, dass das Kind ja irgendwie aus mir raus muss. Daraufhin bekam ich noch eine kleine Panikattacke. Mir wurde klar: Was in meinen Bauch reingekommen ist, muss jetzt auch wieder raus.
Die Angst war auf jeden Fall da. Mir hat es sehr geholfen, mich immer wieder mit meiner Hebamme kurzzuschließen, und ihre Tipps haben mich immer beruhigt. Viele Schwangere machen vor der Geburt noch eine Akupunktur-Therapie, die gegen die Aufregung und den Wehenschmerz helfen soll. Ich habe das nicht gemacht, weil ich zuvor noch nie eine Akupunktur in Anspruch genommen hatte. Es gibt auch andere Möglichkeiten, zum Beispiel Entspannungsübungen.
Ich habe mich lieber selbst gestresst und noch dreimal das Kinderzimmer aufgeräumt und die Wohnung geputzt. Den meisten werdenden Müttern ist sicher klar, dass es besser ist, die letzten Wochen ruhig anzugehen und sich zu entspannen, aber vielleicht muss diese Botschaft einfach nochmal verstärkt werden. In den letzten Wochen der Schwangerschaft wird zwischen Mutter und Kind eine innige Bindung aufgebaut, die man so nie wieder bekommt, weil sich beide den gleichen Körper teilen.
Aber am Ende der Schwangerschaft hat man auch irgendwann keine Lust mehr aufs Schwangersein. Ich wollte meinen Bauch nicht mehr sehen und endlich meinen eigenen Körper wieder zurückhaben – gleichzeitig ist das Kind, das ja immer weiter und weiter wächst, natürlich auch belastend und macht die letzten Wochen extrem anstrengend für die Mutter. Ich konnte in den letzten Tagen kaum noch laufen und bin wie ein betrunkenes Schiff bei hohem Wellengang die Straße hinuntergeschwankt. Mein Becken schmerzte stark und ich konnte mich kaum mehr ins Auto hieven. Ich hatte keine Lust mehr auf meinen dicken Bauch, ich hatte keine Lust mehr auf irgendwelche Übungen, ich hatte keine Lust mehr, zum Arzt zu gehen und schon wieder eine Untersuchung über mich ergehen zu lassen, bei der man ja auch jedes Mal unten herum abgetastet wird, ob sich der Muttermund schon geöffnet hat oder auch nicht. Das wird auf Dauer einfach richtig unangenehm.
Ich schämte mich für diese Gefühle, dass ich keine Lust mehr auf die Schwangerschaft hatte, und habe meine Hebamme gefragt, ob das

denn normal ist, dass man sich kurz vor der Geburt so fühlt. Meine Hebamme hat mich dann beruhigt und gesagt, dass das genau richtig ist und auch gut so, dass man dieses Gefühl entwickelt. Es hat nichts damit zu tun, dass man sein Kind plötzlich nicht mehr mag, sondern ist ein natürlicher Schritt im Prozess. So merkt das Kind, dass es nun doch langsam an der Zeit ist, sich aufzuraffen und „auszuziehen“. Bei dem einen geht das Gefühl früher, bei dem anderen später los. Deshalb kann ich nur allen Schwangeren sagen, dass sie sich nicht schlecht fühlen müssen, wenn sie die gleichen Gefühle haben wie ich in dieser letzten Schwangerschaftsphase.
Dazu kam bei mir die Aufregung – oder ich nenne es besser ein Gefühl der Entfremdung. Ich stand einfach neben mir und das Leben zog wie ein Film an mir vorbei. Selbst als es mit der Geburt losging, habe ich es nicht richtig registriert. Ich glaube, das ist auch ein Schutzmechanismus der Natur, dass man den Anfang der Geburt zwar spürt, aber nicht in eine komplette Panik abrutscht, sondern überraschend ruhig bleibt.
Ich habe meinem Mann ein paar Tage davor ganz ruhig gesagt: „Leg doch schon mal ein paar Handtücher und einen Spuckbeutel ins Auto.“ Daraufhin fragte er, vielleicht etwas blauäugig: „Ja, warum das denn?“ Das Auto, jetzt ein größeres, war neu gekauft und ich musste ihm erklären, dass ich keine Lust hatte, dass mir da als erster Taufakt die Fruchtblase platzt und ich mich übergebe, was passieren kann. Selbst das Auto wurde also auf die Geburt vorbereitet. Mein Mann hätte da gar nicht dran gedacht, aber solche Gedanken kommen einem als Mutter dann doch.
Mein Mann hat das körperliche und geistige Unwohlsein in den letzten Wochen natürlich nicht selbst gespürt. Bei ihm hat sich aber ein großer Respekt davor entwickelt, was ich als Frau durchmache. Für ihn war damit die Frage verbunden, wie er mich am besten unterstützen kann. Natürlich konnte er mir die Geburt selbst nicht abnehmen, aber sonst hat er alles versucht, um mir die Wochen angenehmer zu gestalten. Er fragte oft: „Kann ich dir noch was Gutes tun? Brauchst du noch etwas?“ Seine Rolle in dieser Zeit war die des „Anschaffers“: Er ist für mich unzählige Male zur Drogerie gefahren oder hat mir vom Supermarkt noch Weingummis mitgebracht, um seine Fürsorge auszudrücken. Der Partner fühlt sich weniger hilflos, wenn er auf diese Weise eingebunden wird und helfen kann.
Zusätzlich haben wir als Paar – oder schon zu dritt – einige Schwangerschaftsrituale eingeführt. Zum Beispiel hatte ich eine Spieluhr, die wir jeden Abend zusammen auf meinen Bauch gelegt haben, um die Schlafenszeit anzukündigen. So weiß mein Kind bis heute, wenn sie

dieses Lied hört, ist Schlafenszeit. Mein Mann konnte das Lied irgendwann nicht mehr hören und ist selbst immer als Erster eingeschlafen, sagt aber heute, dass er es als Ritual eigentlich als etwas sehr Schönes in Erinnerung behalten hat. Ich bin froh, dass wir solche kleinen Rituale zusammen durchgezogen haben.
Mein Tipp für alle Partner von schwangeren Frauen ist, gelassen und geduldig zu bleiben. Die Schwangere ist öfter fies und gemein und macht dem Partner das Leben schwer, weil nichts richtig ist – aber egal, was man als Partner versucht, man wird es der Schwangeren nicht recht machen können. Am besten ist es, sich zum vorübergehenden „Jasager" zu entwickeln: der Schwangeren immer recht geben und anständig nicken, egal, was sie sagt oder schreit. Eine Fuß- oder Rückenmassage eignet sich auch, um manche Situation zu entschärfen. Dennoch sei es dem Mann gegönnt, hin und wieder die Notbremse zu ziehen und sich zu beschweren, wenn man besonders gemein zu ihm war.
Was für Männer oft nicht einfach ist, ist die Tatsache, dass sich ihre Partnerinnen in der Schwangerschaft nicht nur körperlich verändern, sondern auch ein anderes Wesen entwickeln. So erkennen sie oft ihre „bessere Hälfte" nicht mehr wieder. Bei mir hat sich das zum Beispiel durch meine Essensgewohnheiten und mein mangelndes Interesse an meinem Aussehen und meiner Kleidung gezeigt.
Die hormonellen Veränderungen, die das Wesen verändern und die Gesellschaft einer Schwangeren manchmal nicht ganz einfach machen, sollte man als Frau nicht unterschätzen und sich in regelmäßigen Abständen bewusst machen. Denn es ist auch für die Frau wichtig, Empathie gegenüber dem Partner zu zeigen und immer wieder vorsichtig nachzufragen, wie es ihm geht – übertreiben darf man das aber nicht, denn Männer diskutieren oft ungern lang und breit ihre Gefühle. Hier ist, wie so oft im Leben, ein gesundes Mittelmaß gefragt.
Ich glaube, dass das für die männlichen Partner nicht ganz einfach ist, den eigenen Weg zum Vatersein zu finden, da sie körperlich nicht verstehen können, was passiert. Man sollte denken: Nicht nur ich selbst werde Mama, sondern mein Partner wird auch Papa, was ein genauso tiefgreifender Prozess ist. Zwar sind die Veränderungen, die beide Partner durchlaufen, unterschiedlich, aber man sollte trotz allem nicht unterschätzen, was Männer in dieser Zeit durchleben. Hinzu kommt, dass sich die Partnerin nicht nur während der Schwangerschaft verändert, sondern dass sich ihre Rolle ganz nachhaltig wandelt: Sie ist jetzt Mama. Auch das ist für den Partner eine Veränderung, die nicht einfach zu verstehen ist. Ich glaube, dass ich zwar

heute nicht mehr die Stimmungsschwankungen einer Schwangeren habe, aber immer noch anders bin als davor. Ich bin jetzt ich selbst plus Mama. Zusätzlich fühle ich mich sensibler, weicher und emotionaler: Plötzlich kann ich – vor allem, wenn andere Mütter erzählen – Dinge nachvollziehen, die ich davor nicht so tief verstanden habe. Auch bin ich als Mama näher am Wasser gebaut. So musste ich doch neulich bei der Werbung fast ein paar Tränen vergießen. Wäre mir früher nie passiert.

Viele Männer fühlen sich oft hilflos im Angesicht ihrer Partnerin, die sich so stark verändert, ohne dass sie helfen oder die körperliche Seite verstehen können. Oft trauen sich Partner auch nicht, gewisse Dinge zu fragen, und haben einen zu großen Respekt vor der körperlichen Entwicklung und vor allen der Geburt selbst. Manche Männer haben Angst davor, Blut zu sehen, wollen das aber nicht zugeben. Mein Tipp ist, wie schon zuvor, wenn es um Beziehungsfragen geht: miteinander sprechen. Kann der Mann kein Blut sehen oder hat Angst vor der Geburt, dann sollten auch das Krankenhaus und die Hebamme Bescheid wissen. Es ist keinem geholfen, wenn der Mann am Ende in Ohnmacht fällt, ebenfalls zum Patient wird und die Geburt verpasst. Es ist immer möglich, dass er kurz rausgeht während der Geburt. Aber das sollte schon im Vorfeld angesprochen werden, damit die Hemmschwelle nicht zu groß ist.

Schon vor der Geburt sollte man dem Mann gewisse Freiheiten erlauben und diese miteinander klären: ein letztes Mal feiern gehen, ein letztes Mal zehn Stunden am Stück durchschlafen, das sollte drin sein für den Mann. Es wäre nämlich unfair zu sagen, dass es nur die Frauen sind, die in der Schwangerschaft leiden. Zwar sind es die Frauen, die die körperliche Last tragen, aber der Mann trägt einen Großteil der mentalen Last: Er muss sich jeden Tag mit schlechter Laune und Stimmungsschwankungen der Partnerin auseinandersetzen.

In unserer Beziehung sind ich und mein Mann auf jeden Fall gefestigter als vor der Schwangerschaft. Es ist ja so, dass gemeinsame Erlebnisse einen entweder näher zusammenbringen oder weiter auseinanderdriften lassen. Bei uns war zum Glück Ersteres der Fall. Selbst nach zehn Jahren Beziehung war die Schwangerschaft eine neue und aufregende Erfahrung, die uns beide, auch zusammen, nachhaltig geprägt hat. Ich bin der Meinung, dass ich es richtig gemacht habe, so lange zu warten, bis wir uns für ein Kind entschieden. Wenn mein Mann in dieser letzten Zeit der Schwangerschaft sagte, dass er mit seinen Freunden ein Bier trinken geht, habe ich angefangen, nachzufragen, wie weit sie denn weggehen und ob er dabei auch wirklich auf sein Handy schauen wird. In dieser Zeit hätte die Geburt jeden Moment passieren können, und wäre er zu weit weg gewesen, dann hätte die Gefahr bestanden, dass er sie verpasst. Ich wusste, dass mein Mann es nicht mag, bei der Arbeit auf das Handy zu schauen, habe ihn aber trotzdem dazu angehalten – ich wäre so weit gegangen, ihn sogar auf der Arbeit anzurufen, obwohl ich das sonst nie tun würde. Um meinen Mann zu sprechen, der in der Notfallzentrale arbeitet, hätte ich die 112 wählen können, aber das war mir mehr als verboten – ein Notfall, in dem Sinne, war die Geburt ja nicht. Auch wenn es sich so angefühlt hat.

Ich wurde etwas ruhiger, schonte mich mehr in dieser letzten Phase, bekam aber gleichzeitig noch einmal einen Aufräumkoller. Ich wollte einfach alles zu Hause perfekt haben, dass ich, wenn ich vom Krankenhaus zurückkomme, alles in bester Ordnung vorfinde. Ich bin natürlich auch ein ordnungsliebender Mensch. Meine Idealvorstellung wäre gewesen, dass ich das ganze Haus noch einmal durchputze, mich eine Stunde hinlege und dann sage: „So, jetzt ist alles sauber, jetzt können wir in die Klinik fahren und ein Kind bekommen." Aber das hat natürlich nicht funktioniert.

Auch stellte sich die große Frage: Wann geht man eigentlich ins Krankenhaus? Früher sagte man, wenn die Fruchtblase zu Hause platzt, dann soll man einen Krankenwagen rufen, weil man sich nicht mehr viel bewegen darf. Also hätte ich, letzten Endes, doch meinen Mann auf der Arbeit anrufen können.

Wichtig ist, dass man als Mutter, sobald man Wehenschmerzen bekommt, nicht selbst Auto fährt, weil man bei der nächsten Wehe ganz einfach das Lenkrad verreißen kann. Wenn die Wehen noch nicht allzu schnell hintereinander kommen, dann kann der Partner einen ins Krankenhaus fahren. Geht es der Frau schlecht und die Wehen kommen kurz hintereinander, dann ist ein Krankenwagen sicher die bessere Option. Wenn man sich nicht sicher ist, bietet sich auch der Krankenwagen an, da man doch auf Nummer sicher gehen sollte.

Wann man tatsächlich losfahren sollte, ist von der Frequenz der Wehen abhängig. Ist man sich als Mutter unsicher, dann empfiehlt es sich, die Hebamme anzurufen, da sie das sehr gut abschätzen kann oder im Zweifel auch vorbeikommt, um sich die Wehen anzuschauen. Wir sind losgefahren, als meine Wehen alle sieben Minuten kamen, auch weil der Weg bis zum Krankenhaus bei normalem Fahrstil eine gute Dreiviertelstunde lang ist und ich nicht wollte, dass wir wie gesenkte Säue über die Autobahn rasen. Andere Frauen bleiben zu Hause, bis die Wehen alle zwei Minuten kommen.

Am besten sage ich noch etwas zu den Wehen selbst. Die Wehen bauen sich langsam in ihrer Intensität auf. Ich spürte am Sonntagabend, einen Tag vor dem errechneten Geburtstermin, die ersten Wehen, die sich aber nur als unangenehmes Ziehen in der Leistengegend geäußert haben und noch nicht sehr stark waren. Es fühlte sich ein bisschen so an, als ob ich meine Periode bekomme. Zusätzlich verhärtete sich mein Bauch, was ich gut erspüren konnte. Als ich meinem Mann Bescheid gab, dass meine Wehen angefangen haben, meinte er nur: „Ach, das sind sicher nur Übungswehen." Wir dachten nicht, dass die Kleine tatsächlich direkt am errechneten Termin geboren werden würde. In den nächsten Stunden wurden die Wehen stärker und ich musste mich hinlegen. Doch selbst dann war ich seltsam ruhig und entspannt. Ich hatte so lange auf den Tag der Geburt gewartet, aber letzten Endes habe ich gar nicht richtig verstanden, dass es jetzt losgeht. Ich dachte mir sogar, dass ich nochmal duschen gehen wollte, weil die Wehen noch nicht so stark waren – ich musste mich nirgends festhalten oder reinbeißen, ich musste einfach nur kurz innehalten. Mein Mann war entgeistert, dass ich mich, im Wehenschmerz, tatsächlich noch mal schick machen wollte. Ich dachte mir: Was, wenn da ein schöner Doktor oder sonst wer vor mir steht im Krankenhaus? Weiß Frau ja nicht. Ich bin noch einmal unter die Dusche gesprungen, habe mich eingecremt mit der Lieblingsbodylotion und mich soweit fertig gemacht. Im Krankenhaus habe ich später noch Ärger dafür bekommen, dass ich mich eingecremt habe: Das machte es den Ärzten sehr schwer, einen Zugang zu legen und zu befestigen.

Danach waren die Wehen etwas stärker, aber noch immer herrschte die Ruhe vor dem Sturm. Da klar war, dass wir bald ins Krankenhaus fahren werden, habe ich meinem Mann noch ein paar Butterbrote geschmiert, damit er keinen Hunger leiden muss. Da kamen schon verfrüht die Muttergefühle hoch. Mein Mann konnte es kaum glauben. Inzwischen wurden die Wehen stärker und stärker, bewegten sich jetzt vom Schmerzgrad auf dem Level der stärksten Periodenschmerzen, die ich erlebt habe. Langsam hätte ich gerne etwas gegen den Schmerz genommen. Um elf Uhr abends, also fünf Stunden, nachdem die ersten Wehen eingesetzt haben, sind wir ins Krankenhaus aufgebrochen – da kamen die Wehen alle sieben bis acht Minuten. Mein perfektes Outfit hatte ich dabei natürlich nicht an, sondern meine schwarze, verratzte Jogginghose und die Socken unter den Birkenstocksandalen. Fashionistas würden die Hände überm Kopf zusammenschlagen und „Oh mein Gott!" rufen.

Die Fahrt zum Krankenhaus kam mir so lange vor wie noch nie, obwohl die Schmerzen noch aushaltbar waren. Mein Mann und ich haben uns kaum unterhalten; ich glaube, er hat sich auf der einen Seite auf das Fahren konzentriert, aber sich auch ein bisschen geärgert, warum das mit der Geburt nun nachts losgeht, nicht etwa am Morgen, geschickt nach dem Frühstück beispielsweise. Selbst im Auto dachte ich mir, dass die im Krankenhaus uns wieder nach Hause schicken werden, da wir zu früh kommen. Deshalb habe ich die gesamte Geschichte gar nicht so ernst genommen.
Wir haben uns also einen Parkplatz gesucht und sind zum Kreißsaal, um dort zu klingeln. Inzwischen waren die Wehen so schmerzhaft wie schlimme Bauchkrämpfe bei der Periode und ich musste mich gebückt hinstellen, bis eine Wehe wieder abklang. Ich wusste ja nicht, was noch auf mich zukommen würde – denn bis jetzt hatte ich nur die relativ schwachen Eröffnungswehen erlebt.

Kapitel 6: Die Geburt

In diesem Kapitel geht es jetzt richtig zur Sache. Vom „Einchecken“ im Kreißsaal über PDA, Presswehen und dann die tatsächliche Geburt bis hin zur Nachversorgung. Macht euch schon mal Popcorn (oder lieber nicht), denn hier geht’s jetzt sehr ins Detail.

Nach einer weiteren Wehe öffnete die Krankenschwester die Tür zum Kreißsaal und fragte uns, weshalb wir denn da wären. Mein Mann begann also zu erklären, dass ich Wehen habe und so weiter – während ich, metaphorisch zumindest, von einem Fuß auf den anderen hüpfte vor Ungeduld. Es war mitten in der Nacht des Sonntags, ich war hochschwanger und wir standen an der Tür zum Kreißsaal – was wollten wir denn da vermutlich?

Die Krankenschwester ließ uns nach erfolgreichem Vorsprechen dann doch rein und stellte mich, meinen Mann und die riesengroße Tasche erst einmal in einem Behandlungszimmer ab. Dann war sie auch schon wieder weg und wir mussten warten. Bei mir hat zu diesem Zeitpunkt der Stress doch eingesetzt und alles, was ich denken konnte, war: „Hallo, aber ich bekomme doch jetzt mein Kind! Wo sind denn alle?“ Man denkt als Mutter ja, dass man am Kreißsaal ankommt und alle sofort auf einen zu gerannt kommen und einen umsorgen.

Das ist aber nicht so. Zuerst wurden wir aufs Wartegleis geschoben, dann mussten wir Formulare ausfüllen. Das ging überraschend schnell, da wir eine Voranmeldung im Kreißsaal gemacht hatten, die auch eine erste Anamnese beinhaltet. Dort wird der Mutterpass angeschaut, die medizinische Vorgeschichte festgehalten und Allergien angefragt – auch vom Vater – sowie der Verlauf der Schwangerschaft besprochen. Eine Voranmeldung ist meistens ab der 32. Schwangerschaftswoche möglich. Eine Anmeldung kann ich jeder werdenden Mutter empfehlen, denn es gibt nichts Schlimmeres, als im Wehenschmerz Fragen zu beantworten wie: „Haben Sie irgendwelche Allergien? Wann waren Sie das letzte Mal im Krankenhaus? Hatten Sie schon irgendwelche OPs?“ Natürlich muss das Ärzteteam all diese Dinge wissen, aber mit Wehen macht das einfach keinen Spaß.

Dank meiner Voranmeldung konnte ich eine erneute Befragung also weitgehend vermeiden. Danach haben die Schwestern ein weiteres CTG gemacht, um die Herztöne des Kindes zu hören und die Stärke und Häufigkeit meiner Wehen zu überprüfen. Außerdem wurde nachgeschaut, wie weit der Muttermund geöffnet ist.

Leider hatte ich das Pech, dass mir die erste Krankenschwester, die ich im Krankenhaus zur Betreuung hatte, gleich unsympathisch war.

Sie hat mir ganz stark das Gefühl gegeben, dass ich „nur" eine Erstgebärende bin, die viel zu aufgeregt ist und von nichts eine Ahnung hat. Sie wollte mich einfach nicht ernst nehmen. Ich habe mich ein bisschen geärgert, weil ich in dem Moment nichts gesagt und keine andere Schwester verlangt habe. Die Schwester urteilte, dass meine Wehen noch nicht allzu fortgeschritten waren und mein Muttermund erst drei Zentimeter geöffnet war – daraufhin empfahl sie mir, noch einmal nach Hause zu fahren und am nächsten Morgen, also am Montag, wieder in die Klinik zu kommen. In dem Moment war ich zum Glück stark genug, ihr zu widersprechen und zu sagen, dass ich im Krankenhaus bleiben will. Widerwillig bot sie mir daraufhin ein Bett an – nicht im Kreißsaal, aber immerhin nebenan in der Gynäkologie. Dort gab es natürlich kein Bett für meinen Mann. Wegen seiner Rückenprobleme und weil es nicht sehr dringend erschien, habe ich ihn wieder nach Hause geschickt, damit er im eigenen Bett in Ruhe schlafen kann. Hätte ich gewusst, dass es in einer Stunde schon ganz anders aussieht, hätte ich das nicht gemacht.
Mein Mann fuhr also nach Hause und ich lag alleine im dunklen Krankenzimmer. Nach und nach wurden die Wehen immer stärker und langsam waren die Schmerzen schwer auszuhalten. Deshalb bin ich noch einmal zum Kreißsaal gewatschelt, um der Krankenschwester dort Bescheid zu sagen.
Mit den Eröffnungswehen baut sich auch ein unglaublicher Druck im Körper auf. Ich könnte es eventuell beschreiben wie die schlimmste Blähung aller Zeiten, die in dir quer sitzt, verbunden mit dem heftigsten Seitenstechen vom Joggen. Er fühlte sich an, als würde der Uterus jede Sekunde platzen. Die Schmerzen waren so groß, dass ich dachte, mein Kind kommt jeden Moment. Die Krankenschwester hat mich noch einmal an das CTG angeschlossen und ist erneut verschwunden. Mal wieder lag ich allein im Bett, als die Wehen über mich kamen. Mein Mann schlummerte selig und bekam von all dem nichts mit.
Die Schmerzen waren so schlimm, dass ich laut um Hilfe gerufen habe. Im Nachhinein weiß ich, dass die Schwester noch anderes um die Ohren hatte und ich nicht ihr einziger Patient gewesen bin, aber das änderte nichts an der Tatsache, dass ich mich in dem Moment sehr schlecht und alleingelassen gefühlt habe. Die Schwester sah aber keine Dringlichkeit und meinte ganz gelassen: „Ach, jetzt schlafen Sie einfach noch ein bisschen." Am liebsten hätte ich ihr den Vogel gezeigt: Unter keinen Umständen hätte ich mit dem Stress und mit den Schmerzen schlafen können! Freundlicherweise hat sie mir

ein bisschen Buscopan, ein Mittel gegen Bauchkrämpfe, gegeben, das aber genau gar nichts gebracht hat.
Daraufhin wurde ich, gegen ein Uhr nachts, wieder aufs Zimmer geschickt. Dort hatte ich die Idee, noch einmal auf Toilette zu gehen, hatte ich doch schon Geschichten gehört von Geburten, bei denen vor lauter Pressen auch Dinge rauskamen, die gar nicht rauskommen sollten. Was ich allerdings nicht wusste: Davor fängt man schon an zu bluten. Dabei löst sich ein Schleimpfropf, der die Gebärmutter verschlossen gehalten hat. Da ich das nicht wusste, bin ich natürlich erstmal panisch geworden, auch wenn Blutungen vor der Geburt eigentlich ganz normal sind. Durchfall und Erbrechen gehören zur Geburt übrigens ebenfalls dazu – auch das wurde mir nicht offen gesagt. So saß ich dann also auf dem Klo mit meiner Umstandsjogginghose und dem übergroßen Omaschlüpfer um die Knöchel geschlungen und wusste nicht weiter, weil ich all das Blut sah. In meiner Verzweiflung habe ich den Not-Knopf gedrückt, den es ja im Krankenhaus auf jeder Toilette gibt. Das war auch der Moment, indem sich mein Schamgefühl für die nächsten paar Stunden verflüchtigte. Die beiden Schwestern kamen also zu mir auf den Lokus, wo ich nach halb verrichtetem Geschäft auf sie wartete – es war weder gespült noch gewischt. Sie mussten mich dann von der Schüssel heben, da ich selbst nicht mehr hochkam: eine Krankenschwester pro Arm. Danach schleiften sie mich, noch immer unter den Armen gepackt und nur halb bekleidet, über den Flur zurück in den Kreißsaal. Ich war ganz froh, dass uns kein anderer Mensch auf dem Flur begegnet ist. Mit meiner Würde war es nach diesem Überfall auf dem Klo vorbei.
Meine Eröffnungswehen in dieser ersten Phase waren sehr schmerzhaft und ich habe zeitweise die ganze Station mit meinen Schreien beschallt. Gleichzeitig wusste ich, dass es danach noch schlimmer werden wird, und wurde panisch, da ich mir nicht vorstellen konnte, wie ich die Geburt überhaupt überstehen sollte. Ich habe die Krankenschwester angefleht, mir richtige Schmerzmittel zu geben, aber sie meinte nur schnippisch: „Also, eine PDA können wir jetzt noch nicht machen, das ist noch viel zu früh."
Eine PDA oder Periduralanästhesie ist eine Rückenmarksnarkose, die einem den Wehenschmerz nimmt. Man kann schon bei der Anmeldung im Krankenhaus den Bogen dafür ausfüllen, dann muss man nicht während der Geburt noch den Papierkram erledigen. Ich hatte das Formular damals schon ausgefüllt und war nun sehr froh darum. Eine PDA kostet nicht extra, aber damit sind eben Risiken verbunden, denen man mit seiner Unterschrift zustimmen muss. Sich

schon im Vorfeld zu informieren, ob man das will oder nicht, und dementsprechend die Unterlagen auszufüllen, ist meiner Meinung nach eine sehr gute Idee.
Nach der letzten Untersuchung hat mir die Krankenschwester dann netterweise erlaubt, tatsächlich im Kreißsaal zu bleiben. Allerdings konnte man zu diesem Zeitpunkt noch nicht viel machen, weshalb ich meine Schmerzen eigentlich weitgehend allein durchleiden musste. Der Muttermund war zu dem Zeitpunkt immer noch erst drei Zentimeter offen. Die Wehen wurden dabei immer stärker und stärker. Man darf sich Wehen nicht als stechenden Schmerz vorstellen, sondern als ein überwältigendes Druckgefühl, als wenn die untere Hälfte des Körpers ein Vulkan ist, der kurz vor dem Explodieren steht. Irgendwann waren die Schmerzen so stark, dass ich mir dachte: „Es kann doch jetzt eigentlich nicht mehr schlimmer werden.“ Ich musste aber lernen, dass es das doch kann. In diesem Moment haben mir die Atemübungen aus dem Vorbereitungskurs nichts mehr gebracht; die Wehen waren so überwältigend, dass an Meditieren nicht zu denken war.
Von meiner Umgebung habe ich vor Schmerzen nur wenig mitbekommen, aber man kann sich einen Kreißsaal so vorstellen: Drin steht ein Bett, es gibt eine Dusche und Toilette im abgetrennten Badezimmer und eine Badewanne im Hauptraum. Zusätzlich hängt ein Tau für eventuelle Tarzan-Übungen von der Decke und ein Gesundheitsball zum Sitzen.
Man ist nur noch mit T-Shirt bekleidet, aber hat eine Decke, damit man sich wenigstes so fühlt, als könnte man sich etwas „bedecken“. Aber ich kann heute nicht mehr sagen, welche Farbe die Decke hatte oder welches Bild angemalt war, da ich die meiste Zeit die Augen geschlossen hatte. Ich erinnere mich nur, dass mich jemand aufforderte, dieses Bild anzustarren, was ich aber nicht getan habe. Es gab noch eine Art Entspannungsstuhl für den Partner, den man sich als bequemeren Sessel vorstellen kann.
Man muss sich den Kreißsaal also nicht vorstellen wie ein normales, steril-weißes Krankenhauszimmer. Die meisten Krankenhäuser geben sich Mühe, die Umgebung für alle etwas ansprechender zu gestalten und auch einige Möglichkeiten zur Verfügung zu stellen, die der Schwangeren im Wehenschmerz helfen können. Als ich zwischen den Wehen anfing, zu frieren und fast schon eine Art Schüttelfrost vom Schmerz bekam, haben die Schwestern mir zusätzlich noch eine aufgewärmte Kuscheldecke angereicht, was sehr nett war und mir nochmal ein Gefühl von Geborgenheit gegeben hat. Natürlich ist es nicht so gemütlich wie das heimische Wohnzimmer, aber man

sieht den Unterschied zum normalen Krankenhauszimmer schon deutlich.
Gegen halb vier in der Nacht habe ich vor Schmerzen meinen Mann angerufen. Man muss sich das mal vorstellen: Mein Mann schlummert selig, geht verschlafen ans Handy und ist sofort mit einer hysterischen Frau konfrontiert, die ihn anschreit: „Komm jetzt sofort hierher!" Natürlich dachte er, das Kind ist schon am Kommen. Ich hatte auch nicht die Geduld, ihm zu erklären, dass es alles noch dauert, er also in Ruhe wach werden, duschen und die geschmierten Butterbrote einpacken kann. Da saß mein armer Mann also zutiefst geschockt im Bett und dachte sich, dass er jetzt jeden Moment Vater werden könnte, und ist dementsprechend sofort ins Krankenhaus gestürmt. Natürlich hatte ich ihm vorher schon gesagt, dass er bitte vernünftig fahren soll. In der Nacht ist es auch noch glatt geworden. Da hat er sich nicht dran gehalten, ist wie ein Irrer ins Krankenhaus gerast und ich bin im Nachhinein ganz froh, dass er in einem Stück im Krankenhaus angekommen ist.
In der Zeit, in der mein Mann die Straßen unsicher machte, kam eine Assistenzärztin zu mir und erklärte, dass es nun an der Zeit wäre, eine PDA einzuleiten. Theoretisch läuft das so ab: In einer Pause zwischen den Wehen setzt man sich auf und muss still halten, weil die Ärztin in das Rückenmark stechen muss. Sie erklärte mir, dass es sich nur ganz kurz kalt anfühlen würde, etwas zieht und dann sollte es besser werden. Doch leider hat die Ärztin beim ersten Mal nicht richtig getroffen und sie musste eine zweite Spritze setzen. Ich merkte dann schon, wie sich die nächste Wehe anbahnte, doch die Ärztin meinte, die zweite Spritze noch davor unterbringen zu können. Versuch Nummer zwei funktionierte aber leider auch nicht. Im Wehenschmerz war ich schon so genervt, dass ich mir die Spritze am liebsten selbst setzen wollte – ich hatte keine Geduld mehr für die Versucherei der Ärztin. Natürlich weiß ich jetzt, dass es nicht ihre Schuld gewesen ist. Wie beim Blutabnehmen kann es manchmal einfach etwas länger brauchen, bis die Spritze richtig sitzt. In dem Moment war mir das relativ egal, ich wollte den Schmerz einfach loswerden und dachte mir: Das kann doch nicht so schwer sein, da eine Spritze reinzuhauen!
Bei Versuch drei hatten wir dann Erfolg. Ich musste noch fünf bis zehn Minuten warten, bis die Betäubung anschlug, und war daraufhin total tiefenentspannt. Natürlich kam mein Mann genau in diesem Moment in den Kreißsaal gehechtet, erwartend, dass er quasi direkt seine Tochter in den Arm gereicht bekommt. Doch er fand nur eine relaxte Frau, die ihm sagte: „Ach, schön, dass du da bist, aber ich

glaube, ich schlafe jetzt erstmal eine Runde.“ Ganz zu Recht hat sich mein Mann veräppelt gefühlt, wurde er doch eine halbe Stunde früher wild und unfreundlich aus dem Schlaf geklingelt und war mit größter Panik ins Krankenhaus gedüst.
Ich muss sagen, hätte ich gewusst, dass die PDA die Schmerzen so effektiv unterdrückt, hätte ich meinen Mann gar nicht so früh angerufen. Das ist vielleicht auch eine Sache, die man sich merken kann: Ist die PDA erstmal gemacht, ist die Geburt gleich schon viel weniger dramatisch. Normalerweise wäre mein Mann von Anfang an im Krankenhaus geblieben, aber mir war es wichtig, dass er wegen seiner Rückenschmerzen noch einmal eine ordentliche Nacht Schlaf im heimischen Bett bekommt. Nun war es allerdings so, dass ich noch bequem zwei Stunden schlafen konnte, während er sich auf einem unbequemen Krankenhausstuhl zusammenrollen musste, so gut es eben ging.
Von halb vier bis halb sechs am Montagmorgen habe ich dann erstmal noch eine Runde geschlafen. Ich konnte meine Wehen, die auch immer stärker wurden, auf dem CTG-Bildschirm mitverfolgen, aber gespürt habe ich sie nicht mehr. Ich muss sagen, dass die PDA für mich ein richtiger Segen war und ich würde mich am liebsten persönlich beim Erfinder bedanken. Ich könnte mir eine Geburt ohne PDA nicht vorstellen.
Allerdings hat die PDA auch Nebenwirkungen. Das Gefühl in meinen Beinen war nicht mehr präsent und man fühlt sich, als wären die Beine dreimal so dick, wie sie tatsächlich sind. Man könnte es vergleichen mit eingeschlafenen Beinen nach zu langem Sitzen, inklusive großes Kribbeln. Mir war auch verboten, aus dem Bett aufzustehen, da das zu gefährlich ist und man die eigenen Beine nicht mehr unter Kontrolle hat. Mit einer PDA fallen auch einige Geburtsmöglichkeiten weg – eine Wassergeburt in der Badewanne, die ja viele Mütter haben wollen, ist mit PDA zum Beispiel nicht möglich. Man kann auch nicht auf einem Hocker gebären. Mit der Betäubung ist man ans Bett gebunden.
Das heißt auch, dass man nicht mehr auf die Toilette gehen kann. Daran hatte ich selbst nicht gedacht. Deshalb wird einem ein Katheter gelegt, damit man während der Geburt noch die Blase entleeren kann. Davon merkt man aufgrund der Betäubung zwar nichts, aber angenehm ist der Gedanke nicht. Vor der Spritze auf die Toilette zu gehen, bringt auch nichts, da sich die Geburt erstens über Stunden ziehen kann und zweitens die Blase vor der Geburt sowieso nochmal geleert wird, um den Weg für das Kind freizumachen. Das sind alles

Dinge, die man wissen sollte, bevor man sich für eine PDA entscheidet – und Dinge, die einem davor nicht deutlich gesagt werden. Bei mir war bald ein Punkt erreicht, an dem ich gar nicht mehr richtig wissen wollte, was eigentlich unten aus mir rausläuft. Dabei hatte ich noch Glück, da meine Fruchtblase noch nicht geplatzt war. Das ist noch mal eine Sauerei auf einem ganz anderen Level.
In diesen zwei Stunden konnte ich mich also noch einmal ein bisschen ausruhen und Kraft für die Geburt sammeln. Wir sind in dieser Zeit auch weitgehend alleine gelassen worden, da die Schwestern in ihrem Zimmer auch einen Blick auf die CTG-Werte haben und deshalb wissen, wann genau es ernst wird. Ich bekam es auf der Station mit, wenn ein Kind geboren wurde, und hin und wieder hörte ich ein Baby schreien. Dann dachte ich mir: „Ach, wie toll, die haben es schon geschafft und ich liege hier noch ..."
Dafür, dass ich mein erstes Kind bekommen habe, ging die Geburt bei mir aber relativ schnell. Morgens um fünf hatte mein Muttermund dann eine Öffnung von sieben Zentimetern. Zum Gebären sind neun bis zehn Zentimeter nötig. Andere Frauen brauchen mehrere Tage im Wehenschmerz, bevor sie diese Größe erreichen. Um halb sechs wurde ich wieder wach und bekam eine zweite PDA-Spritze.
Um halb sieben war glücklicherweise Schichtwechsel, was für mich eine große Erleichterung brachte. Die neue Hebamme und ich verstanden uns auf Anhieb besser und ich fühlte mich auf einen Schlag auch gleich viel wohler. Sie hatte ein sehr ruhiges Wesen, was in einer solchen Situation Gold wert ist.
Im Krankenhaus ist es so, dass die Partner mitversorgt werden. Das ist eine wichtige Information, da man sich nicht um Essen und Trinken kümmern muss. Die Hebamme hat mit freundlichem, aber bestimmtem Ton meinen Mann dazu aufgefordert, sich im Speisezimmer sein Frühstück zu holen – sie wusste, dass die Geburt noch eine Weile dauern würde. Mein Mann, sonst immer so fürsorglich, war so fertig, dass er mich nicht einmal fragte, ob ich etwas essen will. So schnell habe ich meinen Mann noch nie aufspringen und zum Frühstückstisch stürmen sehen. Ich blieb mit meinen Wehen allein zurück.
Als er wieder mit seinem Essen zurückkam, sah ich sofort den Kakao auf dem Tablett stehen und wollte ihn unbedingt haben. Ich fragte meinen Mann also ganz vorsichtig: „Oh, ist der Kakao etwa für mich?", obwohl ich ganz genau wusste, dass er ihn sich selbst gönnen wollte. Aber natürlich hat er sich nicht getraut, das laut zu sagen: Nicht nur in der vorherigen Nacht hatte er mitbekommen, dass man eine schwangere Frau am besten nur mit Samthandschuhen anfasst. Widerwillig hat er mir also den Kakao angereicht – diese kleinen

Dinge sind es, die einem auch während einer solch stressigen Situation zeigen, dass eine Beziehung stark und dauerhaft ist.
Dem Baby ging es während der ganzen Zeit gut. Seine Herztöne wurden überwacht und hätte sich dort eine Veränderung ergeben, dass zum Beispiel die Frequenz abfällt, wäre es an der Zeit gewesen, einen Kaiserschnitt zu diskutieren oder die Geburt schneller einzuleiten. Das war zum Glück aber nicht der Fall.
Um neun Uhr war es so, dass ich von den anfänglichen Wehen in die Presswehen überging, durch die die Geburt eingeleitet wird. Zu diesem Zeitpunkt ist der Muttermund so weit offen, dass der Kindskopf durchpasst. Das heißt aber auch, dass die Ärzte keine PDA mehr nachspritzen können, da man diese Wehen für die Geburt spüren muss. Eine PDA bedeutet deshalb nicht, dass man eine komplett schmerzfreie Geburt hat – sie hilft nur in der Anfangszeit.
Ich spürte nun, wie der Druck immer größer wurde, und ich hatte zum ersten Mal das Gefühl, dass ich pressen will. Ich, in meiner naiven Weltvorstellung, dachte mir daraufhin: „Ach, schön. Jetzt ist es ja gleich so weit, dann ist die Sache auch in zehn Minuten vom Tisch." Kleiner Newsflash: Das war nicht so.
Ich merkte zum ersten Mal, was echte Wehen sind. Presswehen sind ein Gefühl, als ob zwanzig LKWs im Uterus Vollgas geben, aber nicht von der Stelle kommen. Der Vulkan will unbedingt ausbrechen, aber er kann nicht. Man könnte es mit der schlimmsten Verstopfung aller Zeiten vergleichen. Man will einfach nur noch pressen und dieses Gefühl loswerden. Auf der anderen Seite war es aber so, dass ich vom Kopf her komplett gehemmt war: Ich dachte mir, wenn ich jetzt anfange, wirklich zu pressen, dann hinterlasse ich auf dem Bett ein Häufchen. Von diesem Gedanken muss man sich erst einmal lösen können.
Die Hebamme meinte, ich solle mich umdrehen und auf allen vieren platzieren. Das wollte ich auch nicht, meinen blanken Hintern so in die Luft strecken. Zu diesem Zeitpunkt hat man nämlich nur noch das T-Shirt an und ist untenrum frei. Letzten Endes sind das aber alles Übungen, damit das Kind im Geburtskanal weiter nach unten rutscht und so die Geburt weiter voran geht. Sie meinte auch: „Du musst jetzt atmen!" Zuerst habe ich nicht verstanden, was sie da von mir will, mit diesem „Atmen".
Währenddessen verspürte ich ein großes Gefühl der Entfremdung. Ich dachte die ganze Zeit, dass ich neben mir stehe und nur ein unbeteiligter Zuschauer in einer surrealen Fernsehshow bin. Ich hatte fast die ganze Zeit die Augen geschlossen und hörte einfach auf die Kommandos der Hebamme, ohne diese wirklich zu hinterfragen.

Nachdem die PDA nachgelassen hatte, durfte ich wieder aufstehen und sollte mich ans Bett stellen, mich festhalten und wie beim Hula-Hoop-Reifen die Hüften kreisen lassen. Mir ging nicht in den Kopf, warum ich nun so komische Gymnastikübungen machen sollte, ich wollte doch eigentlich nur das Kind rauspressen, damit die Schmerzen endlich nachlassen. Die Hebamme meinte dann: „Ja, gut, dann press einfach." Die Hemmschwelle war aber hoch, so groß war die Angst, auf den Fußboden zu machen. Die Hebamme musste viel Überzeugungsarbeit leisten und sagte: „Press einfach, hör auf, darüber nachzudenken!"
Mein Mann saß daneben verloren auf seinem Stuhl und fragte hin und wieder, ob er denn irgendwas tun könne. Da die ganzen Übungen alle nur vorbereitend waren, gab es für ihn aber eigentlich nichts zu tun.
Ich presste also und machte meine kreisenden Bewegungen. Dabei hatte ich wirklich Angst, dass das Kind jetzt einfach aus mir rausrutscht und auf den Boden knallt. Was ich nicht wusste, war, dass das Pressen noch gar nichts mit der Geburt selbst zu tun hat: Es dient nur dazu, das Kind im Geburtskanal in die richtige Position zu bringen. Wir waren also noch lang nicht so weit, wie ich mir das vorgestellt hatte. Noch immer befanden wir uns in der Vorbereitungsphase. So gegen zehn Uhr bin ich wieder ins Bett geklettert. Die Hebamme hat mich untersucht und sagte dabei den verhängnisvollen Satz: „Dieses Kind möchte bald geboren werden", was mich natürlich noch mehr in meiner Annahme bestätigte, dass sich die Geburtsgeschichte in den nächsten zehn Minuten erledigen würde. Tatsächlich dauerte es aber noch anderthalb Stunden. Bei der nächsten Wehe feuerte mich die Hebamme an, zu pressen, was ich dann auch tat. Dabei presst man so stark, dass man kaum mehr Luft bekommt, und es fühlt sich an, als würde man das eigene Gehirn durch den Fleischwolf drehen und unten wieder rauspressen. In diesem Moment kann man auch gar nicht anders: Wenn man nicht presst, dann hat man das Gefühl, als ob man unten herum platzen würde. Ich musste einfach pressen.
Mein Mann wusste schon davor, dass ich, wenn ich Schmerzen habe, eigentlich nicht angefasst werden will, zum Beispiel bei Regelschmerzen. Händchen halten und Kopf streicheln ist für mich einfach nichts. Aber auf der anderen Seite wollte mein Mann mich bei der Geburt unterstützen, deshalb hat er mich immer wieder angefasst: am Arm, im Gesicht. Ich habe ihm mehrmals gesagt, er soll es nicht machen, aber er konnte sich einfach nicht helfen, weil er so hilflos war und mir zeigen wollte, dass er da ist. Ich glaube, als Mann ist das keine leichte

Aufgabe, als Zuschauer danebenzustehen und die Partnerin so leiden zu sehen.
Das habe ich in dem Moment natürlich nicht verstanden. Es gibt Frauen, die den Körperkontakt brauchen und sich danach sehnen, aber das ist bei mir nicht so. Ich bin eine Frau, die solche Situationen gerne mit sich selbst aushandelt; und selbst der Schmerz während der Geburt hat daran nichts verändert. Man schwitzt auch wie verrückt – es läuft einem wirklich jede Körperflüssigkeit aus. Auch deshalb war es für mich einfach kein Moment zum Kuscheln.
Irgendwann haben selbst die Schwestern meinem Mann gesagt: „Also, jetzt fassen Sie Ihre Frau doch bitte nicht mehr an, sie möchte das einfach noch nicht." Ganz seltsam war für ihn vermutlich, dass die Schwestern mich die ganze Zeit anfassen durften, er aber nicht. Ich habe in dieser Phase sowieso nicht viel mit der Außenwelt anfangen können.
Die längste Zeit während der Geburt hatte ich die Augen geschlossen und habe heute, wenn ich an die Geburt zurückdenke, auch kaum ein Bild davon vor Augen. Ich erinnere mich nur, wie ich einmal die Augen öffnete und mich fragte, wo all die Leute plötzlich herkamen. Nebst der Hebamme und meinem Mann waren noch eine Schwester und eine Ärztin im Zimmer, deren Ankunft ich überhaupt nicht mitbekommen hatte. Ich dachte mir nur: „Mensch, wollen die Leute aus der Cafeteria vielleicht auch zum Zuschauen vorbeischauen? Das ist doch hier keine Zirkusveranstaltung!"
Ich war auf jeden Fall nicht sehr freundlich zu meinem Mann und bin froh, dass ich ihn nicht richtig angeschrien und beschimpft habe – das soll es auch geben. Es gibt Fälle, in denen Frauen ihren Partnern die Hand brechen, weil sie sie vor Schmerz so stark drücken. Da konnte ich mich zum Glück auch zurückhalten. Ich wollte das Ding einfach nur alleine durchziehen.
Die nächste Wehe fühlte sich so an, als hätte ich den gesamten Kopf meiner Tochter aus mir herausgepresst und große Teile meines Verstandes gleich mit. Ich dachte, schlimmer kann es jetzt nicht mehr werden, so groß ist der Druck. Und daraufhin sagte meine Hebamme zu mir: „Super gemacht! Nun ist das Baby ein ganzes Stück nach unten gerutscht." Vom Kopf war da natürlich noch lange nichts zu sehen. Ich dachte mir bei jeder Wehe, jetzt muss sie aber schon draußen sein, doch natürlich dauerte das viel, viel länger, als ich mir das vorgestellt habe.
Es sind nicht nur die Schmerzen, mit denen man kämpfen muss, sondern auch der Kraftakt selbst. Ich habe bei der Geburt Kräfte mobili-

siert, von denen ich davor nicht wusste, dass ich sie habe. Irgendwann dachte ich: „Ich kann nicht mehr. Ich höre jetzt auf", und habe auch angefangen, zu hyperventilieren – weil ich zu viel Luft ein- und zu wenig ausgeatmet habe. Zum Glück konnte ich mich selbst regulieren, als ich merkte, wie die Luft immer knapper wurde. Aber panisch war ich trotzdem und hatte Angst, dass ich in Ohnmacht falle.
Die Hebamme forderte mich auf, meinen Fuß gegen ihre Schulter zu stemmen. Ich dachte mir nur: „Muss ich jetzt wirklich einer Wildfremden meinen verschwitzten Fuß ins Gesicht treten?! Was soll das denn helfen?" Sie meinte, dass ich einfach drauflostreten sollte – und, wie schon davor, leistete ich dieser Aufforderung einfach Folge.
Bei mir war das Problem, dass ich ein sehr schmales Becken habe, weil ich in dem ganz anderen Leben vor meiner Schwangerschaft eine zierliche, sportliche Figur hatte. Die Ärzte hatten Angst, dass meine Tochter nicht durch mein Becken passt, in welchem Fall sie spontan einen Kaiserschnitt hätten machen müssen.
Deshalb standen auch so viele Leute im Zimmer, als ich zum nächsten Mal die Augen öffnete: Diesmal waren es drei Ärzte, ein Assistenzarzt, die Schwester, mein Mann und die Hebamme. Eine Praktikantin war auch noch dabei. Sie alle standen aufgereiht am Fußende des Bettes und schauten mir zwischen die Beine. Für mein Schamgefühl war das nichts, wenn wildfremde Menschen mir, ohne sich vorzustellen, auf die intimsten Teile schauen, während ich mich, mit der Eleganz eines Walrosses, in Schmerzen wand.
Die Ärzte wussten natürlich nicht, dass mein Mann vom Beruf her Ahnung vom Thema Medizin hat, und erklärten deshalb ihr vielzähliges Auftreten damit, „dass sie einfach gerade in der Gegend gewesen waren". Das stimmte nicht ganz – sie wollten den zusätzlichen Stress, dass ein Kaiserschnitt eventuell infrage käme, von uns fernhalten. Kommt das Kind nicht durch das Becken durch, dann steckt es fest und irgendwann würden die Herztöne nachlassen. Das war Gott sei Dank nicht so und die Herztöne blieben stabil. Ich kann mir nicht vorstellen, wie nervenaufreibend es sein muss, wenn die Herztöne sich verschlechtern – obwohl jede Mutter so hart arbeitet, wie sie nur kann.
Kaum hatte ich die Batterie an Menschen am Fußende des Bettes gesehen, drückte ich meine Augen wieder zu, weil sich die nächste Wehe anbahnte. Die Presswehe fühlte sich an wie eine Tomate, die auf höchster Stufe in der Mikrowelle gegart wird und zerplatzt. Es ist kein stechender Schmerz, sondern ein extremes Druckgefühl, als ob der Unterleib in tausend Teile zerbersten will. Immer wieder dachte ich: Es muss doch bald vorbei sein. Ich wollte nur noch pressen und

konnte an nichts anderes mehr denken. Ich stemmte also den Fuß gegen die Schulter der Hebamme und tat genau das.
Während der Geburt habe ich die gesamte Station zusammengebrüllt. Als Flugbegleiterin lernt man, im Falle einer Evakuierung laute Kommandos zu rufen. Dabei habe ich schon festgestellt: Ich habe ein gutes Organ, ich kann laut brüllen. Doch das war nichts im Vergleich zu der Lautstärke, die ich bei der Geburt erreichte. Die Hebamme meinte nur: „Schrei nicht so viel und stecke die Kraft ins Pressen", aber das konnte ich in dem Moment einfach nicht mehr. Ich schrie und schrie. Es hat mich selbst erschrocken, wie sehr ich vor Schmerzen schreien kann – ich kann das heute gar nicht mehr in Worte fassen. Gefühlt hätte ich einen A380 ganz im Alleingang evakuiert.
Die Hebamme sagte irgendwann: „Ich sehe ganz viele Haare", und in der ersten Sekunde dachte ich: „Also meine Liebe, nun ist wirklich nicht die Zeit, um meine Intimbehaarung zu kommentieren!" Ich habe mich schon ein bisschen beleidigt gefühlt, war kurz davor, ihr zu erklären: „Ja, ich kam halt einfach nicht mehr so gut an meine Haare ran." Ich habe nicht verstanden, dass sie nicht über meine, sondern über die Haare meines Kindes redete, die sie schon sehen konnte.
Irgendwann während der Geburt erreichte ich einen Punkt, an dem ich dachte, ich kann nicht mehr. Ich wollte nur noch, dass dieses Ding endlich, endlich aus mir rauskommt. Diesen Punkt muss man auch erreichen und daraufhin die ganze Kraft aufwenden, um durch die Wehen zu pressen. Dann kam zuerst die Hand, dann der Kopf und schließlich der Rest meiner Tochter auf die Welt.
Gegen Ende musste die Ärztin noch die Saugglocke ansetzen, um mir aufgrund meines schmalen Beckens zu helfen. Man denkt ja, die Saugglocke sieht so aus wie die, die man im Bad stehen hat, um das verstopfte Klo zu befreien. Das ist ein Trugschluss. Tatsächlich besteht die Saugglocke aus kleinen Pads, die auf dem Kopf des Kindes befestigt werden. Daran hängen Schnüre, an denen der Arzt dann zieht, um der Mutter bei der Geburt zu helfen. Dabei muss die Ärztin ihre gesamte Kraft einsetzen. Ich habe das aufgrund der Restwirkung der PDA und meiner geschlossenen Augen – zum Glück! – nicht mitbekommen, aber mein Mann hat mir später erzählt: „Wenn du gesehen hättest, wie die Ärztin da gezogen hat – ich dachte, sie reißt dem Kind den Kopf komplett ab!" Das muss sehr brutal aussehen.
Dann war der schwierigste Teil geschafft: Der Kopf war draußen. Als größter Teil braucht er die längste Zeit. Der Rest flutscht tatsächlich relativ einfach hinterher. Und dann war meine Tochter auf der Welt, aber ich war so fertig und erschöpft, dass ich nur denken konnte: „Gott sei Dank ist der Scheiß und der Schmerz vorbei." Dass meine

Tochter tatsächlich geboren war, war mir im ersten Moment fast egal, so groß war die Erleichterung, dass die Tortur überstanden war. Vor lauter Schmerzen konnte ich mich kaum freuen und wollte einfach meine Ruhe haben.
Die Schwester hat meine Tochter nach der Geburt kurz hochgehalten, um sie mir zu zeigen. Da bei mir eine Saugglocke angesetzt war, sah der Kopf meiner Tochter auch verformt aus – wie ein Eierkopf von den Coneheads. Das ist normal und formt sich auch wieder zurück, ist aber im ersten Moment befremdlich. Das Baby ist außerdem voller Schleim, mit Resten der Fruchtblase bedeckt und sieht aus, als ob es einmal gemangelt wurde: ganz zerquetscht und knittrig. Geschrien hat sie auch. Mein Mann durfte die Nabelschnur durchschneiden. Das alles habe ich aber nur am Rande mitbekommen, da ich so erschöpft war. Glücksgefühle und Emotionen allgemein haben sich erstmal nicht eingestellt.
Und dann wurde mir meine Tochter auf die Brust gelegt. Das Erste, was ich dachte: „Krass. Einfach krass." Man denkt ja, dass ein Jahr lang schwanger zu sein einen auf diesen einen Moment vorbereitet, aber ich war komplett überfordert mit mir und mit der Situation. Erst ganz langsam verstand ich, dass das knautschige Baby auf meiner Brust auch wirklich mein Kind ist.
Unsere Hebamme hat direkt nach der Geburt ein Foto von uns gemacht. Ein wunderschönes Katalogbild ... nicht. Wir sehen einfach nur fertig auf dem Bild aus. Im Nachhinein weiß ich, dass es eine tolle Geste war und ein Foto, an dem viele Erinnerungen hängen.
Mein Mann wurde bei der Geburt sehr emotional und hat vor Freude sogar geweint. Ich bin aber ziemlich emotionslos geblieben und habe auch nicht geweint. Ich war nur froh, dass der Schmerz vorbei war, und war geschockt, welche Schmerzen ich über mich habe ergehen lassen müssen. Meine Tochter wurde um halb zwölf geboren, das heißt, dass meine Wehen zwölf Stunden gedauert haben. Die Geburt ging im Vergleich zu anderen Geburten ziemlich schnell, manche brauchen Tage. Doch ein Spaziergang war sie wahrlich nicht.
Es hat noch eine lange Weile gedauert, bis ich sagen konnte, dass es der schönste Zeitpunkt meines Lebens war, als ich zum ersten Mal meine Tochter in den Armen hielt. Ich war einfach nur froh, dass das Kind raus war.
Ich habe auch nicht mehr gemerkt, was unten herum passiert. Ist das Kind draußen, ist die Geburt ja noch nicht vorbei. Das hatte ich komplett verdrängt. Noch immer hing ich mit gespreizten Beinen auf der Gebärpritsche. Dann sammelte die Krankenschwester da noch irgendwas auf. Ich dachte: „Hä, was macht sie denn jetzt da? Was soll

denn das? Können wir die Pforten da unten nicht langsam einfach mal schließen?“ Ganz plötzlich hielt mir die Schwester daraufhin etwas vor die Nase und sagte: „Ach, übrigens, das ist die Nachgeburt.“ Die Nachgeburt, also der Mutterkuchen sieht aus wie eine schwarzbraune, glitschige Gewebemasse oder eine Art dickflüssiger Schleim, an dem die Nabelschnur hängt. Man könnte sie eventuell, von der Form her, als verwesten Atompilz beschreiben. Ich schwankte irgendwo zwischen Ekel und Entsetzen. Ich hatte nicht gemerkt, wie der Mutterkuchen, also der Lebensraum meines Kindes, nach der Geburt abgestoßen wurde. Zwar fand ich es schön, dass uns die Nachgeburt gezeigt und der Zusammenhang erklärt wurde, aber das kam etwas aus dem Nichts. Eine Vorwarnung wäre nett gewesen – die Nachgeburt ist wahrlich kein toller Anblick. Es gibt Menschen, die ihren Mutterkuchen im Garten vergraben und einen Baum drauf pflanzen. Andere essen ihn auch. Dafür gibt es auch eigens entworfene Rezeptbücher. Ich glaube, ich überrasche niemanden, wenn ich zugebe, dass keine der beiden Möglichkeiten für mich infrage kam.
Dieses Thema abgeschlossen, dachte ich nun wirklich, dass die Geburt überstanden ist, denn noch immer lag ich mit gespreizten Beinen auf meiner Pritsche. Die Assistenzärztin, meine besondere Freundin, die drei Anläufe für die PDA gebraucht hatte, kam mit ihrer Praktikantin im Schlepptau zurück und sagte: „Ja, wir müssen da jetzt noch was nähen.“ Ich hätte fast geantwortet: „Was wollen Sie mir denn nähen? Eine Tischdecke?“ Was die werdende Mutter nämlich nicht mitbekommt, ist, ob der Damm zwischen Vulva und After reißt.
Die Ärztin nähte also drauf los und erklärte währenddessen in breiten Ausführungen ihrer Praktikantin, wie genau sie das nun mache. Ich dachte, mit drei oder vier Stichen wäre das erledigt. Nein: Das war die Naht meines Lebens, an der 45 Minuten lang genäht wurde. Ich überlegte, ob sie mir in der Zeit ein Häkelmuster oder aber ihre Initialen reinstickt. Genug Zeit dafür hätte sie, meiner Meinung nach, gehabt. Ich hätte wirklich gerne eher gewusst, dass das eine längere Geschichte ist.
Nun merkte ich auch, dass sich etwas seltsam anfühlt unten rum: als ob ich auf einem Kissen oder Schlauchboot liegen würde. Was es tatsächlich war: Während einer Geburt schwellen die Schamlippen ganz extrem an. Das merkte ich später richtig, als ich auf meinem Zimmer war.
Inzwischen hatte die Krankenschwester mir meine Tochter von der Brust genommen, um sie zu wiegen und zu vermessen. Dabei haben sie auch meinen Mann eingebunden. Ich selbst bekam davon nicht viel mit, weil ich nach der Geburt so erledigt war, dass ich unter

Schock stand. Heute bin ich etwas traurig, dass ich diese Meilensteine – das erste Wiegen, das erste Messen – komplett verpasst habe. Obwohl die Schwestern mich darauf hingewiesen haben, habe ich es kaum registriert. In diesem Moment war ich immer noch zu sehr mit mir selbst beschäftigt. Man fühlt sich wie nach einem Verkehrsunfall, komplett im adrenalingetriebenen Schock, und versteht nicht richtig, was eigentlich passiert.
Kaum war die Naht fertig und das Kind vermessen, da fragte die Hebamme schon, ob ich duschen wolle. Und sofort war ich wieder in meinem Wahn: Natürlich muss ich mich sofort sauber machen! Mir sind davor alle Körperflüssigkeiten an den Beinen entlanggelaufen; und wie sie das Wort „duschen“ aussprach, da lief es mir vor Ekel schon eiskalt den Rücken runter. Ich sprang quasi von der Pritsche und die Hebamme war erstmal richtig erschrocken, weil ich so schnell war.
Erst unter dem Wasserstrahl fiel mir auf, was eigentlich in den letzten zwölf Stunden mit meinem Körper passiert war. Ich habe zum ersten Mal an mir runter geschaut und gedacht: „Warum ist mein Bauch eigentlich noch so groß? Haben die ein Kind dort drin vergessen?“ Man hat ja die Hoffnung, dass der Bauch nach der Geburt sofort wieder auf seine alte Größe schrumpft. Aber er sah aus wie eine getrocknete Pflaume, aus der ein bisschen Luft entwichen ist. Ich habe mich auch nicht getraut, meinen Körper weiter unten abzutasten oder auch nur anzuschauen. Ich hatte mich von meinem eigenen Körper entfremdet und war apathisch. Also duschte ich mich im Schnelldurchlauf ab und watschelte wieder zurück zum Bett. Jetzt konnte ich auch die Naht spüren, die die Ärztin mir so liebevoll genäht hatte und die nun ziemlich spannte. Gefühlt habe ich mich wie ein Weihnachtstruthahn mit Füllung, der gerade erst zugestickt worden war.
Verstehen, warum manche Frauen das als den schönsten Zeitpunkt ihres Lebens verkaufen, konnte ich nicht. Mir tat alles weh und ich war erschöpft wie noch nie zuvor. Ich habe mich nicht in meinem Körper wohlgefühlt und habe keinen Geburts-Glow gespürt.
Vom Duschen zurück legte mir die Krankenschwester meine Tochter auf die Brust. Das Bonding am Anfang erfordert viel Körperkontakt und ist für die Entwicklung des Kindes sehr wichtig, deshalb legen die Schwestern darauf großen Wert. Zum ersten Mal wird auch versucht, das Baby zu stillen.
Was für einen Tipp kann ich, nach meiner Geburt, an werdende Mütter weitergeben? Ich selbst habe während der Geburt einfach nur funktioniert und auf die Kommandos meiner Hebamme und der Schwestern gehört – die wissen ja, wovon sie reden. Was aber auch wichtig ist: dass man sich traut, etwas zu sagen, wenn man etwas

nicht machen kann oder nicht will. Ich hätte zum Beispiel bei der ersten, unfreundlichen Krankenschwester gleich um eine andere Betreuung bitten sollen, damit ich mich wohler fühle.
Es hilft auch, Fragen zu stellen, falls man Situationen und Dinge nicht versteht. Vor allem bei der ersten Geburt kann keiner voraussetzen, dass die werdende Mutter den gesamten Ablauf kennt. Ich war so in meinen Schmerzen gefangen während der Geburt, dass ich zwar im Kopf viele Fragen hatte zu dem, was um mich herum passiert, aber nicht den Mut, sie auch zu stellen. Es wäre schön gewesen, mehr Informationen zum Geburtsvorgang zu bekommen, zum Beispiel, wie weit das Kind schon ist oder was gerade gemacht wird. Weil mir so wenig gesagt wurde, hatte ich ständig das Gefühl, dass die Geburt gleich vorbei sein würde, und deshalb kam mir die Zeit, die sie tatsächlich brauchte, fast endlos vor.
Es kann natürlich sein, dass das medizinische Personal Informationen mit Absicht eher sporadisch weitergegeben hat. Wären sie von Anfang an ehrlich gewesen, hätte das auch schnell überfordern können. Allerdings hätte ich es persönlich schöner gefunden, wenn der Geburtsvorgang einfach besser kommentiert worden wäre. Ich wäre auch gerne gefragt worden, ob ich die Nachgeburt sehen will, bevor sie mir ins Gesicht gehalten wurde, oder aber hätte lieber gewusst, warum ich genäht werde, wie lang das braucht und wie sich die Naht in den nächsten Tagen anfühlen wird.
Außerdem wäre ich gerne darüber aufgeklärt worden, was die Geburt mit meinem Intimbereich macht und wie extrem die Schwellung der Schamlippen tatsächlich ist. Ich kann die Ausmaße der Zerstörung unten herum am besten mit einer fleischfressenden Pflanze vergleichen. Meine Beckenbodenmuskulatur hat sich so schlaff angefühlt, dass ich dachte, sie wird niemals wieder normal funktionieren.
Dem werdenden Vater kann ich nur empfehlen, sich vorher zu überlegen, was er alles mitmachen und sehen will. Das sollte schon vor der Geburt geklärt werden. Da mein Mann aus dem medizinischen Bereich kommt, hatte er schon einiges gesehen und war nicht so leicht zu schocken. Er hat sich zum Beispiel auch die Naht angeschaut. Aber: Man will nach der Geburt auch wieder ein Sexleben haben. Ich kann mir vorstellen, dass nicht für alle der Gedanke an die Geburt ein Aphrodisiakum ist. Hinzu kommt, dass nicht alle Männer mit der Geburt selbst umgehen können. Manche können ihre Frau nicht leiden sehen, anderen ist der physische Teil der Geburt zuwider. Es gibt einige Männer, die im Kreißsaal kollabieren oder sich übergeben müssen.

Man sollte es als werdende Mutter dem Partner auch nicht übel nehmen, wenn dieser zum Beispiel mit in den Kreißsaal will, aber am Kopfende des Bettes stehen bleibt und so die Details der Geburt umgeht. Der Partner sollte die Schwangere auch fragen, ob sie den Mann überhaupt dabeihaben will. Es ist auch für viele Frauen nicht einfach, sich nach der Geburt beim Sex fallen zu lassen, wenn der Partner sie in einer solch einschneidenden und teilweise auch ekligen Situation erlebt und gesehen hat.
Nach der Geburt wurde ich über den Flur auf unser Zimmer geschoben. Wenn man Glück hat, bekommt man im Krankenhaus ein Familienzimmer, in dem man in den Tagen nach der Geburt zu dritt allein sein und rund um die Uhr bleiben kann. Ich hatte mir schon ausgemalt, dass man in das Gemeinschaftszimmer geschoben wird, indem schon ein ganzes Familientreffen stattfindet.
Bei einer natürlichen Geburt ohne Komplikationen kann man heutzutage nach vier Stunden wieder nach Hause gehen. Hätte mich die Krankenschwester aber nach einer so kurzen Zeit rausgeschmissen, hätte ich ihr den Vogel gezeigt – ich wollte mit Sicherheit noch nicht nach Hause, obwohl ich eine normale Geburt ohne Komplikationen hatte. Ich war mit meinem Mann von Sonntagabend bis Donnerstagnachmittag im Krankenhaus, also vier Tage insgesamt. Das war für mich genau richtig, weil ich nach der Geburt noch Tipps und Tricks von den Krankenschwestern bekam, die ich nicht hätte missen wollen. Sie haben mir gezeigt, wie ich das Baby wickele und wie ich meine Tochter anziehe. Auch beim Stillen habe ich viel Unterstützung erhalten und es wurde sehr darauf geachtet, dass meine Tochter genug trinkt. Mein Mann hat in diesen Tagen noch wertvolle Tipps bekommen, wie er helfen kann, vor allem, als ich selbst noch gar nicht fit genug war, um aufzustehen und zu helfen.
Zusätzlich brachten sie mir viel über das Bonding mit dem Säugling bei. Dabei geht es darum, dass man viel Körperkontakt mit seinem neuen Baby hat, vor allem auf nackter Haut. Dazu haben die Tage im Krankenhaus die perfekte Gelegenheit geboten, losgelöst von dem normalen Alltag. Zu Hause wäre das für mich gar nicht so möglich gewesen, weil dort der ganze Haushalt auf mich wartet, der auch gemacht werden will. Deshalb waren die vier Tage im Krankenhaus für mich und die Familie extrem wichtig und ich hätte nicht früher wieder nach Hause gewollt.
Ich lag in dem Zimmer mit meinem Kind auf der Brust und dem Mann an der Seite und wusste gar nicht so recht, was ich als Nächstes machen soll. In der ganzen Zeit lag das Kind noch immer so da, wie es

geboren wurde, da Babys heutzutage nicht gleich am Anfang gebadet werden – die „Käseschmiere“ ist gut für die Haut und sollte so lang wie möglich am Kind bleiben. Noch immer sah das Baby etwas knautschig aus und starrte mich aus großen Augen an. Und noch immer hatte ich nicht das Gefühl, dass ich tatsächlich meine eigene Tochter auf dem Arm habe.
Natürlich freute ich mich, dass es ihr gut ging, aber es brauchte etliche Stunden, bis ich den Schock der Geburt überstanden hatte. Deshalb konnte ich die Zeit gar nicht so genießen, wie man sich das vorstellt. Meinem Mann ging es ähnlich: Er war froh, dass es seiner Partnerin und dem Kind gut ging, aber auch bei ihm kam das Glücksgefühl nicht sofort.
Hinzu kam, dass ich gar nicht richtig wusste, wie ich mein Kind anfassen soll und ich habe mich kaum getraut, sie zu bewegen. Ich war ein bisschen verloren. Ich war so erledigt, dass ich das Baby am liebsten abgegeben hätte, um erstmal drei oder vier Stunden zu schlafen. Das ging aber auch nicht. Neben dem Gefühl der Erschöpfung kam auch der Schmerz zurück. Bei jedem Aufstehen spürte ich schmerzhaft die Naht und meine Schamlippen fühlten sich furchtbar an.
Die Schwestern reichten mir einen Schlüpfer aus einem netzartigen Material sowie die größten Binden, die ich in meinem Leben gesehen habe – ich nenne sie liebevoll Surfbretter. Man könnte es mit einer Pampers für die Oma vergleichen. Wie sie mir erklärten, hat man nämlich nach der Geburt Blutungen, den sogenannten Wochenfluss. Ich hatte mich vor meiner Geburt schon gewundert, weil mir eine gute Freundin diese riesigen Binden in die Hand drückte, mit den Worten: „Ich bin durch, aber du wirst sie auf jeden Fall brauchen.“ Ich dachte: Was soll ich denn mit diesen monströsen Dingern? Das wurde mir nun also klar. Bei mir dauerte der Wochenfluss sieben bis neun Wochen, was ich davor nicht wusste und mir keiner gesagt hat. In dieser Zeit scheidet der Körper alle Restprodukte der Schwangerschaft aus und ohne die Surfbretter würde man diese Zeit nicht überstehen. Im Vorbereitungskurs wurde zwar das „Wochenbett“ angesprochen, in dem die Mutter sich eben noch nicht ganz auf der Höhe fühlt nach der Geburt – aber es wird dir nicht gesagt, was es mit dem Wochenfluss auf sich hat und wie lang das anhält.
Nebst all den Problemen, die man am eigenen Leib verspürt, soll man jetzt plötzlich rund um die Uhr für das Kind zuständig sein. Es kam eine Schwester zu uns, die uns zeigte, wie man das Kind am besten anzieht, und mich zum Stillen animierte. Da ich nur halb bei mir war, konnte ich dabei nur bedingt helfen. Für mich fühlte es sich so an, als

ob ohne meine Zustimmung irgendwas an meine Brust angedockt wird und einfach drauflossaugt.
Ich weiß, dass nicht jede Frau stillen will, und will mich in diese Entscheidungsfindung auch nicht einmischen. Ich habe nur für mich beschlossen, es mit dem Stillen zu versuchen. Interessanterweise scheint es dabei keine „richtige" Lösung zu geben. Mir haben mehrere Schwestern verschiedene Stillvarianten gezeigt und jede war davon überzeugt, dass ihre Methode die Beste ist. Das war sehr irritierend und verwirrend. Vor allem in den ersten Tagen will man als junge Mutter alles richtig machen und saugt die Informationen auf, die einem gegeben werden. Doch sobald ich einen Ratschlag aufgesaugt und umgesetzt hatte, kam die nächste Schwester und erklärte mir, dass ich alles ganz falsch mache.
Ich wusste auch nicht, dass man nach der Geburt Nachwehen verspürt, und zwar für mehrere Tage. Das heißt, der Schmerz war noch nicht vorbei. Jedes Mal, wenn ich versucht habe, zu stillen, überkam mich eine neue Nachwehe. Nicht jede Frau hat Nachwehen, aber ich war eine der Unglücklichen, die sie hatte. Trotz allem habe ich weiter gestillt.
Mir war nicht bewusst, dass das Stillen am Anfang so wehtun würde. Die sensiblen Brustwarzen werden ebenfalls sehr beansprucht, gedehnt und können sich entzünden, was keine schöne Erfahrung ist. Da Babys zu Beginn einen sehr kleinen Magen haben, muss man alle zwei Stunden stillen. Bei mir hat es Wochen gebraucht, bis der letzte Schmerz verschwunden war und ich habe beim Stillen zu Hause oft geweint. Das Saugen fühlte sich an, als würde man mit einer Nadel ins Zahnfleisch piksen und die Brustwarze wurde lang und länger gezogen. Die Schwestern haben mir bestätigt, dass dieser Schmerz ganz normal ist und man sich da einfach durchkämpfen muss. In den ersten paar Wochen habe ich mithilfe von Wundsalbe, Massage und Kühlpacks versucht, meine Brustwarzen von dem schlimmsten Schmerz zu befreien. Viele Mütter sagen, dass Stillen ihnen viel gibt. Ich muss da widersprechen. Es hat Monate gedauert, bis der Schmerz überstanden war und ich anfangen konnte, die Bindung zu dem Kind durchs Stillen zu genießen. Es ist, unterm Strich, sehr viel Arbeit, bis man die Früchte der Anstrengungen ernten kann.
Der richtige Milcheinschuss kommt ein paar Tage nach der Geburt und fühlt sich an, als ob zwei riesige Stahlkugeln in deinen Brüsten liegen würden. Durch die Milch werden die Brüste sehr hart und schwellen noch mehr an. Dann kann es auch sein, dass die Milch ohne Zutun aus den Brustwarzen ausläuft. Auch dafür gibt es besondere Einlagen, die man sich in den BH legen kann. Ich war also

rundum gepolstert. Meine Identität als Frau war in dieser Zeit komplett hinüber. Ich habe mich obenrum wie eine triefende Milchkuh gefühlt und untenrum wie eine inkontinente alte Frau. Für mein Selbstbewusstsein und Körpergefühl war das alles eine Katastrophe.
Doch wieder zurück ins Krankenhaus und unser Familienzimmer. Nun fing mein Mann an zu fragen: „Können wir jetzt den frisch gebackenen Großeltern Bescheid geben?", und erdreistete sich, ein Foto von mir zu machen und das auch noch zu verschicken. Er merkte nicht einmal, dass da die halbe Brust von mir drauf war. Dafür hat er später auch richtig Ärger bekommen.
Währenddessen war ich noch immer halb im Delirium und verstand kaum, was um mich herum passierte. Der Unterschied zwischen der Realität und meiner Vorstellung war so groß wie Tag und Nacht. Nichts war mit einer gemütlichen Dusche, mit innigem Kuscheln mit Kind und Partner, mit seelischer Erfüllung und Familienbesuch, bei dem alle lächeln, vor allem ich. Stattdessen habe ich mich schlecht gefühlt. Ich dachte mir: „Das finden die alle so toll?" Ich habe auch direkt beschlossen, dass ich kein zweites Kind haben will.
Gegen Abend verschickten wir die ersten WhatsApp-Nachrichten und informierten Freunde und Familie über die Geburt. Natürlich kamen gleich die Glückwünsche und Antworten herein, aber Zeit, die zu lesen, hat man eigentlich keine.
Ich war seit Sonntagmorgen, also fast 36 Stunden wach, aber über den ganzen Stress fällt man komplett aus seinem normalen Schlafrhythmus heraus. Gerade deswegen wollten wir am Montagabend eigentlich früh schlafen gehen. Auch da kamen noch einmal ganz neue Fragen auf: Wie sollen wir unsere Tochter am besten hinlegen? Wie bekommt sie am besten Luft? Sie könnte ja unter der Decke ersticken! Ich wollte die Schwester wegen solcher Fragen nicht anklingeln und habe mir lieber selbst minutenlang einen Kopf gemacht. Im Nachhinein weiß ich: einfach klingeln, einfach die Schwestern fragen, dafür sind sie nämlich da.
Wir haben es also selbst versucht. Mein Mann hat sich unsere Tochter auf den Bauch gelegt. Ich konnte und wollte das nicht, da mein Bauch noch immer die gleichen Ausmaße wie im achten Monat der Schwangerschaft hatte und meine Brüste vom Stillen schmerzten. So haben wir drei versucht, zu schlafen. Doch es war nicht einfach, zur Ruhe zu kommen: Viel zu groß war die Angst, dass dem kleinen, zerbrechlichen Kind etwas passiert. Nach ein oder zwei Stunden hatte die Kleine wieder Hunger und dann kam eine Nachtschwester, um zu kontrollieren, ob sie genug trinkt. Wir bewegten uns also zwischen kurzen Nickerchen und Stillen für den Rest der Nacht.

Obwohl am nächsten Morgen sehr gerädert, konnte ich mich zum ersten Mal wirklich an meiner Tochter erfreuen. Noch immer war nicht wirklich Ruhe eingekehrt und erst drei oder vier Monate nach der Geburt war ich soweit, dass ich richtig verarbeitet hatte, was bei der Geburt passiert ist und dass ich jetzt Mutter bin. Aber an diesem Montagmorgen war ich einfach stolz auf mich, dass ich die Geburt überstanden hatte und ich und mein Partner jetzt tatsächlich Eltern waren. Doch noch immer überwog der Unglauben, dass meine Tochter, ein klitzekleiner Mensch, einfach so aus mir rausgekommen war. Und dass sie jetzt unser Kind war. Man ist voller Glück und auch erstaunt, was der Körper alles leisten kann.
Neben dem Glück, dass sich langsam einstellt, hatte ich in den ersten Tagen aber auch starke Gefühlsschwankungen und dachte mir immer wieder: Oh Gott, das schaffen wir alles gar nicht! Man ist am Anfang etwas verloren – aber auf eine gute Art und Weise. Die Gefühlslage in den Tagen nach der Geburt kann ich heute ganz schlecht beschreiben, aber es war ein Gefühl, das ich davor noch nicht erlebt hatte: eine Mischung aus Mutterglück, Beschützerinstinkt, Angst und Respekt.
Mein Mann besorgte uns beiden Frühstück. Ich schlürfte an meinem Kaffee, so dringend nötig nach der kurzen Nacht, während ich meine Tochter stillte. Eine der Schwestern erklärte mir daraufhin, dass man direkt beim Stillen keinen Kaffee trinken sollte, weil so das Koffein direkt auf das Kind übergeht. Gleich habe ich mich wie eine schlechte Mutter gefühlt – das war ich aber nicht. Woher soll man denn diese Sachen wissen? Das kann man gar nicht ohne die Hilfe vom Fachpersonal. Auch ansonsten war unser Tagesablauf unruhig und neu: wann wickeln, wann stillen? Habe ich lange genug Zeit, um duschen zu gehen?
Ich merkte auch nicht, dass ich seit der Geburt nur in einem T-Shirt und Schlüpfer mit Einlage herumrannte und bin nicht auf die Idee gekommen, mir eine Hose anzuziehen. Selbst als der Arzt hereinkam, habe ich das nicht wahrgenommen. Mein Mann musste mich irgendwann fragen, ob ich denn nicht eine Hose anziehen wollen würde. Hinzu kam, dass ich beschlossen hatte, dass ich nur im Krankenhaus Besuch will, aber die ersten Tage zu Hause ganz uns gehören sollten. Deshalb kamen gleich am nächsten Tag meine Eltern zu Besuch, am Tag drauf die Eltern meines Mannes und danach noch unsere Geschwister.
Ich hatte kaum eine Hose angezogen, da war schon der erste Besuch da. Noch immer war ich überfordert und am nächsten Tag stand schon der nächste Besuch auf der Matte. Die Nächte zwischen den

Besuchen waren nicht wirklich erholsam – als Mama schläft man immer zumindest mit einem offenen Auge. Der Wochenfluss hat auch nicht nachgelassen. Außerdem fragten mich die Krankenschwestern jeden Morgen, ob ich denn schon Verdauung und Stuhlgang habe. Am Anfang konnte ich nicht verstehen, warum es ihnen damit so wichtig ist. Das und der Besuch machten die Zeit im Krankenhaus ziemlich stressig, weil sich einfach noch keine Routine in das neue Leben zu dritt eingestellt hatte.
Mittwochabends ist mein Mann nach Hause gefahren, um nach unseren Katzen zu schauen. Ich bin mit der Tochter allein im Krankenhaus geblieben. Ganz wichtig finde ich hier zu sagen, dass man dem Mann die Freiheit geben sollte, auch mal ein oder zwei Stunden nach Hause zu fahren. Es ist völlig verständlich, dass der Partner eine Auszeit vom Krankenhaus braucht und vom Geschehen Abstand nehmen will. Mein Mann meinte, dass ihm selbst eine Stunde zu Hause immer gutgetan und geholfen hat, die Situation zu verarbeiten und wieder neue Energie zu tanken. Das sollte man seinem Partner, trotz Neid, nicht übel nehmen.
Kaum war mein Mann zu Hause und ich mit meiner Tochter allein, merkte ich plötzlich, wie sich meine Verdauung meldete. Zuerst wusste ich nicht, was ich machen sollte: Ich konnte doch nicht die Schwester rufen, um auf mein Kind aufzupassen, während ich auf die Toilette gehe! Warten, bis mein Mann zurückkam, konnte ich nicht. Nach der Geburt ist die Verdauung – sagen wir mal – etwas durcheinander. Aber ich dachte mir, dass ich schon nicht so lang brauchen würde, legte also das Kind ins Beistellbett, ließ die Tür offen und ging auf die Toilette.
Durch die Naht war ich mir erst nicht sicher, wie sehr ich überhaupt „pressen" darf, ohne die Kunststickerei der Ärztin zu zerstören. Trotz allem musste es sein. Der Stuhlgang war extrem hart und dauerte. Die Verdauung musste erstmal wieder in Gang kommen.
Just in dem Moment kam natürlich mein Mann zurück ins Zimmer und fragte: „Was stinkt hier denn so?" Tja, das war dann, zu seinem Entsetzen, die eigene Ehefrau. Damit war wohl die letzte Schamgrenze gefallen – nach einer Geburt hat man vor dem Partner einfach keine Geheimnisse mehr. Er riss das Fenster auf und beschloss, doch noch mal eine Runde in der Cafeteria vorbeizuschauen.
Nach dem ersten Stuhlgang wird man noch einmal untersucht, um festzustellen, ob die Naht auch korrekt ist und alles ordnungsgemäß funktioniert. Mir hat niemand vorher gesagt, dass man dann noch einmal eine Untersuchung über sich ergehen lassen muss.

Wofür ich dankbar bin, ist die Tatsache, dass ich einige Freundinnen hatte, die versucht haben, mich auf die Geburt vorzubereiten, und mir die Wahrheit gesagt haben. Dazu gehört unter anderem die Freundin, die mir die Surfbrett-Einlagen in die Hand gedrückt hat. Ich muss auch sagen, dass ich die Arbeit des Krankenhauspersonals sehr zu schätzen gewusst habe, auch wenn nicht alles hundertprozentig rund lief. Ich hätte mir aber gewünscht, mehr Informationen über das Schmerzlevel und den Geburtsvorgang selbst zu bekommen.

Kapitel 7: Willkommen daheim!

In diesem Kapitel geht es um die ersten Wochen zu Hause und wie wir uns langsam an unser neues Leben als Familie gewöhnen.
Vier Tage nach der Geburt sind wir aus dem Krankenhaus entlassen worden und nach Hause gefahren – plötzlich zu dritt. Den Maxi-Cosi hatten wir zum Glück schon im Auto installiert, dieser ist nämlich wichtig, um das Baby sicher nach Hause zu bringen. Die ersten Tage waren für uns alle ziemlich aufregend, weil sich unser Alltag plötzlich ganz nachhaltig verändert hatte. Alte Routinen waren nicht mehr zeitgemäß, denn da war eine kleine Person im Haus, die unsere ganze Aufmerksamkeit beanspruchte. Mein Mann hatte zum Glück die ersten drei Wochen nach der Geburt Urlaub, das heißt, ich war nicht alleine mit dem Baby. Das hieß auch, dass wir uns die ganze Zeit absprechen mussten, wer wann für das Kind da ist.
Für mich waren es diese ersten Tage zu Hause, in denen ich und mein Partner unsere neuen Rollen als Mama und Papa erstmal lernen mussten. Dazu gehört, das Kind kennen und verstehen zu lernen. Es brauchte eine ganze Weile, bis sich der neue Lebensrhythmus als Familie festsetzte. Was mir in dieser Zeit sehr half, waren die Besuche meiner Hebamme, die jeden zweiten Tag vorbeischaute. Sie hat sich sehr viel Zeit genommen und alle Fragen beantwortet. Die Hebamme hat die Entwicklung meiner Tochter überprüft und sie regelmäßig gewogen. Sie hat sich bei ihren Besuchen auch den Bauchnabel meiner Tochter genau angeschaut. Es ist nämlich so, dass die Nabelschnur nicht einfach abgeschnitten wird – sie wird mit einem Clip abgeklemmt und dann wartet man, bis sie von selbst abfällt. Da muss man besonders vorsichtig sein, dass keine Entzündungen entstehen. Sie hat uns auch Tipps zum Wickeln und Stillen gegeben. Das fand mein Mann sehr hilfreich, weil sie es ihm genau erklärt hat.
Die Lernkurve in den ersten Wochen ist besonders steil, weil man in dieser Zeit immer übermüdet ist. Das kann richtig schmerzhaft werden. Wir haben kaum länger als zwei Stunden am Stück schlafen können und wurden immer wieder aus dem Tiefschlaf geweckt, weil die Kleine geschrien hat und gestillt werden wollte. Irgendwann wurde ich richtig aggressiv vor Müdigkeit und wollte nur noch schlafen und meine Ruhe haben.
Gut ist, dass man als neue Mutter einen extremen Hormonschub bekommt, der einem fast unmenschliche Kräfte verleiht. Mein Partner war viel müder als ich, obwohl er noch nicht einmal derjenige war, der

nachts aufstehen musste. Die Hormone funktionieren, Gott sei Dank, tatsächlich.
Ich hatte insofern Glück, dass meine Tochter im Alter von vier Wochen lernte, Nächte durchzuschlafen. Das heißt, dass ich ab dem zweiten Monat von zehn Uhr abends bis morgens zirka sechs Uhr meine Ruhe hatte. Das ist leider nicht bei allen Kindern so und ich ziehe meinen Hut vor Müttern, die noch Wochen und Monate nachts aus dem Bett geschrien werden. Dagegen ist es bei mir so, dass meine Tochter über den Tag kaum schläft, was auch seine Herausforderungen hat. Ich muss aber sagen, selbst mit durchgeschlafenen Nächten ist das Mamasein sehr anstrengend. Wenn mein Kind einschläft, dann schlafe ich auch sofort wie ein Stein. Das Einzige, was ich im Schlaf höre, ist das Schreien meines Kindes, nichts anderes kann mich aufwecken.
Die Einschränkungen, die ich als Mutter habe, sind im Alltag überall und auch das war mir so deutlich nicht bewusst. Als Mutter ist man nicht mehr unabhängig. Ich hatte am Anfang sehr damit zu kämpfen, dass ich die ganze Zeit an mein Kind gefesselt war. Ich nahm sie überall mit hin. Man stellt sich Fragen wie: „Ich muss jetzt in den Keller, Wäsche aufhängen – aber was mache ich in der Zeit mit dem Kind?“ Ich nahm meine Tochter natürlich auch mit ins Bad. Dort setzte ich sie in den ersten Wochen in einen Maxi-Cosi und später in einen Hochstuhlaufsatz für Neugeborene, während ich zum Beispiel unter die Dusche ging. Da ich nun – endlich! – meinen Körper wieder so pflegen konnte, wie ich wollte, bekam meine Tochter vom Rasieren bis zum Toilettengang alles mit. Egal, was ich tue, ich habe jetzt immer einen kleinen Beobachter.
Ich habe die Kleine im Maxi-Cosi durch das gesamte Haus getragen, treppauf und treppab. Als Mama hört das Leben als Einzelperson erst einmal auf. Das war für mich eine Gewöhnungssache. In dieser Zeit war ich auch viel mehr ans Haus gefesselt, als ich mir das gewünscht hätte. Ich habe mich am Anfang nicht getraut, mit meiner Tochter nach draußen zu gehen, weil ich noch nicht die Sicherheit im Handling hatte. Dazu kommt, dass ich mich körperlich, vor allem durch die Naht, gar nicht in der Lage gefühlt habe, lange Ausflüge zu unternehmen. Auch langes Sitzen im Auto war anfangs sehr unangenehm. Dennoch hatte ich den Zwang, zumindest einmal am Tag mit meinem Kind an die frische Luft zu gehen. Damit hatte ich mir eine zusätzliche Aufgabe aufgehalst.
Ich war nicht mehr Herr meiner Zeit. Mit Kind ist man die ganze Zeit am Planen und Organisieren, am Auf-die-Uhr-Schauen und überlegen: Ist es wieder Zeit zum Stillen? Braucht sie vielleicht eine neue

Windel? Der Genuss – mal schön spazieren zu gehen mit dem Kind, zum Beispiel – kommt gar nicht auf, weil so viele andere Dinge zu beachten sind. Ich habe wie ein Roboter funktioniert in der ersten Zeit.
Ich kann auch nicht mehr „kurz und schnell“ irgendwohin hinfahren. Mit Kind braucht man eine ganze Weile Vorlaufzeit. Will ich um elf Uhr aus dem Haus, muss ich sie um zehn Uhr noch mal stillen, wickeln und die Sachen einpacken und richten, bevor es losgehen kann. Man verliert dabei seine Spontanität.
Gewisse Sachen kann man nicht mehr oder nicht mehr sehr einfach machen, sobald man ein Kind hat. Ich überlege mir zehnmal, ob ich nochmal mit dem Kind einkaufen fahre, nur weil ich eine Kleinigkeit vergessen habe oder einen Snack haben will. Denn ein Weg in den Supermarkt beinhaltet, die Kleine in den Maxi-Cosi zu packen und diesen dann mit Kind zum Auto und zum Supermarkt zu schleppen. Hat das Kind keine Lust mehr, schreit sie gern den gesamten Laden zusammen, was von den Mitmenschen mit genervten Seitenblicken bestraft wird. Früher habe ich mir im Supermarkt immer gerne die Angebote angeschaut und habe in Ruhe Preise verglichen. Heute renne ich, so schnell ich kann, durch den Supermarkt und hoffe nur, dass ich alle Einkäufe ins Auto bekomme, bevor meine Tochter aufwacht und anfängt zu schreien. Aufgrund dieses Grundstresses fehlt mir als Person inzwischen auch einfach die Ruhe, Dinge langsam und gemütlich zu erledigen.
Ich musste mir angewöhnen, alle Dinge im Schnelldurchlauf und unter Zeitdruck zu erledigen: Schlief das Kind gerade für ein paar Minuten, warf ich schnell die Waschmaschine an, versuchte, ein Essen auf den Tisch zu bringen, oder etwas aufzuräumen. In Ruhe essen konnte ich auch nicht mehr, weil ich die ganze Zeit mit halbem Ohr hörte, ob das Baby schreit oder etwas braucht. Alles muss nur noch schnell, schnell, schnell gehen. Ich fühlte mich, als wäre ich die ganze Zeit auf der Flucht. Ich muss zugeben, dass ein Teil meines Stresses auch hausgemacht war. Ich bin nun mal sehr perfektionistisch und habe mir eingebildet, ich müsste nebenher noch einen perfekten Haushalt schmeißen. Selbst mein Mann sah das etwas gelassener und sagte, dass es ihn nicht stört, wenn mal nicht gesaugt oder aufgeräumt ist. Leider kann ich mich nicht entspannen, wenn es nicht ordentlich ist.
Man angelt sich erst von Etappe zu Etappe und freut sich schon, wenn man es geschafft hat, ohne Unterbrechung zu duschen. Eine richtige Routine gab es nicht mehr: Vielmehr habe ich mich von einer wichtigen und überfälligen Aufgabe zur nächsten bewegt, als ob man

sich dauerhaft im Notzustand befindet. Mutter sein ist ein 24-Stunden-Job ohne Pausen und ohne Feierabend. Mein Tag hört nicht um 18 Uhr auf, aber beginnt morgens mit dem ersten Schrei meines Kindes – und zwar ohne die Zeit für einen Kaffee, bevor es losgeht. Ich muss von einer Sekunde auf die andere voll da sein.
Ich bin den ganzen Tag und die ganze Nacht für meine Tochter da und sie kommt natürlich immer an erster Stelle. Deshalb finde ich es persönlich sehr wichtig, mir Auszeiten zu schaffen. Schon zehn Minuten allein auf der Terrasse mit einer Tasse Kaffee in der Hand können sich anfühlen wie ein Kurzurlaub im Fünf-Sterne-Hotel. Für Außenstehende mag es sicher seltsam klingen, aber man freut sich plötzlich über die kleinsten Dinge, die davor eine Selbstverständlichkeit waren. Kürzlich ist meine Tochter nach dem Frühstück noch einmal eingeschlafen und ich hatte eine ganze halbe Stunde Zeit, um mir in Ruhe Werbeprospekte durchzulesen. Werbeprospekte! Ich konnte mich nicht mehr daran erinnern, wann ich das letzte Mal die Zeit hatte, einen Blick auf Prospekte oder gar in die Zeitung zu werfen.
Die ersten Wochen nach der Geburt fand ich nicht so schön, wie ich sie mir vorgestellt hatte. Die Anstrengung und Schlaflosigkeit zehren trotz Hormonschub aus. Ich war in den ersten Wochen gereizt und genervt, weil ständig nach mir verlangt wurde und ich keine Zeit für mich selbst hatte. Dann setzte aber natürlich auch sofort das schlechte Gewissen ein – schließlich war das Muttersein doch genau das, was ich mir für fast zwei Jahre gewünscht hatte! Warum fühlte ich mich also davon so gestresst? Warum war ich jetzt nicht so erfüllt, wie ich mir das ausgemalt hatte?
Die negativen Gefühle nach der Geburt, die ich selbst und viele andere Frauen durchlebt haben, werden oft mit dem klangvollen Namen „Babyblues“ bezeichnet. Auch mir ging es so, dass ich das eine oder andere Mal weinend allein mit meinem Kind daheim saß und mich nach meinem alten Leben sehnte. Das ist oft ein Zeichen von Überforderung. Es gab Momente, da wollte ich einfach nur eine Kleinigkeit essen oder aber auf die Toilette, bin aber stundenlang nicht dazu gekommen. Ich weiß, dass es vielen Frauen ähnlich geht. Ich habe lange gebraucht, um mich an diesen neuen Lebensstil zu gewöhnen. Erst mit der Zeit lernt man den Rhythmus des Kindes kennen und kann langsam abschätzen, wie lange es braucht, bis sie zum nächsten Mal Hunger hat und wie man wo welche Aufgaben „dazwischenschieben“ kann.
Doch obwohl es so manche Punkte und Stressmomente gab, die mich bis ans Äußerste trieben, hatte ich Glück, dass ich nicht in eine

postpartale Depression verfiel. Trotz all der negativen Erfahrungen war die Zeit doch mit schönen Momenten gesegnet und während der ganzen Zeit war es mir möglich, eine enge und liebende Bindung zu meinem Kind aufzubauen.

Das ist Frauen, die in eine Depression verfallen, so nicht möglich. Ich glaube, dass es wichtig ist, sich eine solche Krankheit als Mutter einzugestehen und nicht zu versuchen, sie zu verheimlichen. Da ist auch der Partner mit verantwortlich, ein Auge auf die Mutter zu haben und eventuelle Symptome zu erkennen. Professionelle Hilfe kann einen dabei sehr unterstützen. Nur weil man eine Depression bekommt, heißt das nämlich nicht, dass man eine schlechte Mutter ist.

Doch der sogenannte Babyblues gehört meiner Meinung nach für die meisten Frauen mit dazu. Erst nach ein paar Monaten war ich so weit, dass ich die gemeinsame Zeit mit meiner Tochter tatsächlich genießen konnte. Muttersein ist zwar ein Full-Time-Job, aber einer, den man gerne macht. So negativ meine Ausführungen klingen mögen – man darf nicht vergessen, dass es auch viele schöne Zeiten gibt. Es gibt keinen besseren Moment, als wenn meine Tochter mich morgens verschlafen anlächelt. Auch sonst gibt meine Tochter mir sehr viel zurück und ich bin sehr gerne Mama – egal, wie anstrengend der Job ist.

Nach all den Sorgen in den ersten Tagen und Wochen, in denen der Alltag nicht mehr das ist, was er einmal war, fand ich es aber doch positiv überraschend, dass ich irgendwann ganz leicht in die neue Rolle schlüpfte. Die Elternrolle scheint also doch wie für mich gemacht zu sein, ich brauchte nur ein paar Wochen und Monate, um in dieses neue Gewand hineinzuwachsen.

Was ich dabei erschreckend fand – aber erschreckend schön –, ist die tiefe Bindung, die sich zwischen mir und meiner Tochter aufgebaut hat. Ich brauche sie nur zehn Minuten an meinen Mann abgeben und einen Spaziergang machen, schon werde ich nervös und fange an, mich innerlich nach ihr zu sehnen und mir darüber Gedanken zu machen, ob mit ihr wohl alles in Ordnung ist.

Ich habe auch einen so starken Beschützerinstinkt entwickelt, dass ich in manchen Situationen schon richtig eigen werde. Ich kann es zum Beispiel gar nicht leiden, wenn Fremde beim Einkaufen sich zu meinem Kind beugen oder mein Kind gar anfassen wollen. Natürlich meint das die andere Person nicht böse, aber ich denke mir nur: Was, wenn die Kleine jetzt erschrickt? Und wo hatten Sie eigentlich Ihre Hände davor? Diesen mütterlichen Beschützerinstinkt, über den ich bei meinen eigenen Eltern nur die Augen rollen konnte, kann ich nun am eigenen Leib nachvollziehen. Ich glaube, diese Bindung wird nur

umso stärker, weil Schwangerschaft und Geburt teilweise so schmerzhaft waren.
Ein ganz anderes Thema: Schwangerschaftsdemenz. Habe ich mich, als meine Schwester ihr Kind bekam, noch jedes Mal höllisch aufgeregt, wenn sie eine Kleinigkeit vergessen hat, weiß ich heute: Sie kann da nichts dafür. Ich vergesse alles sofort. Ich habe überall Zettel und Post-it-Notes. Vor allem als Perfektionistin, die ich ja mein ganzes Leben lang war und immer noch gerne sein will, ist eine solche Vergesslichkeit fast schon ironisch.
Am schlimmsten war es wohl, als ich nach einer längeren Sitzung auf der Toilette vergaß, die Spülung zu betätigen – ganz zum Entsetzen meines Mannes, der mich nach Feierabend auf dieses kleine Geschenk im Bad hinweisen musste. Auch meine Nachbarin wird regelmäßig zum Opfer meiner Vergesslichkeit. Schon mehrmals musste sie sich bemühen und bei mir klingeln, weil ich den Haustürschlüssel außen im Schloss habe stecken lassen. Eine andere Geschichte: Ich stille ja mehrmals am Tag und habe dafür einen Still-BH und -Oberteil, welche sich ganz einfach aufklappen lassen. Ich werde nie den Blick des Postmannes vergessen, als ich ihm die Türe aufmachte – und er plötzlich ganz beschämt schaute. Ich hatte tatsächlich vergessen, mein Oberteil und meinen BH wieder korrekt anzuziehen und habe dem armen Mann unwissentlich meine Oberweite gezeigt.
Eine Lösung, wie ich mit meiner Schwangerschaftsdemenz umgehen soll, habe ich leider noch nicht gefunden. Ich hoffe einfach, dass sie irgendwann wieder besser wird und behelfe mir bis zu diesem Zeitpunkt mit Zettelchen und Post-its, auf denen ich wichtige Sache wie Geburtstage notiere.
Nicht nur der Geist leidet – auch der Körper. Zu vielen Dingen war ich körperlich nach der Geburt nicht in der Lage. Das Wochenbett ist nun mal wirklich dafür da, dass man zur Ruhe kommt und neue Energie tankt. Man darf die Wichtigkeit einer solchen Phase auf keinen Fall unterschätzen – so wie ich. Ich würde es jeder Mutter, vor allem bei der ersten Geburt, empfehlen, erst noch ein paar Tage im Krankenhaus zu bleiben und auch nach der Rückkehr nach Hause die Sache erstmal langsam anzugehen und nicht zu viel von sich selbst zu verlangen.
Wie schon erwähnt, war das Stillen in diesen ersten Wochen sehr schmerzhaft und für mich ein Kampf. Als das Stillen weniger schmerzhaft wurde, taten sich andere Probleme auf: Wenn ich morgens aufwachte, waren meine Brüste so prall mit Milch gefüllt, dass ich wie eine Milchkuh fast vor dem Platzen war und sofort stillen musste. Mit der Zeit hat sich dabei fast eine telepathische Verbindung

zwischen mir und meiner Tochter aufgebaut – ich kann es am Ziehen meiner Brüste erahnen, wann sie Hunger hat.
Bei der Ernährung war es während des Stillens auch so, dass ich nicht einfach essen konnte, was ich wollte. Um gute Milch zu produzieren, braucht man eine ausgewogene Ernährung und darf nicht zu früh mit einer Diät anfangen. Während der Schwangerschaft und des Stillens habe ich natürlich keinen Alkohol getrunken. Ich muss aber gestehen, dass ich mich wirklich sehr darauf freue, mal wieder ein Glas Weißwein für mich genießen zu können. Auch das fehlt mir sehr.
Die Hebamme hatte auch ein Auge auf mich als Mutter. So hat sie zum Beispiel meinen Bauch abgetastet, um zu sehen, wo sich meine Gebärmutter befindet. Im Laufe der Schwangerschaft wandert diese bis fast unter die Brust und senkt sich nach der Geburt nur langsam wieder in ihre Ausgangslage zurück. Sie erklärte mir auch, dass man während des Wochenflusses kein Vollbad nehmen darf, weil sonst die Bakterien eventuell in die Milchkanäle eindringen könnten. Auch das war mir neu. Stattdessen empfahl sie mir ein Sitzbad, um die Schmerzen zu lindern.
Mein Traum, nach ein paar Tagen meine alte Jeans wieder anziehen zu können, war schnell dahin. Mein Bauch war in der Zeit nach der Geburt sehr empfindlich und nach zwei Wochen immer noch so dick wie im siebten Monat, aber zumindest entwickelte er sich nun in die richtige Richtung. Ich habe meine Hebamme mehrmals gefragt, wie lange ich noch mit so einem dicken Bauch rumlaufen muss und wann er sich endlich zurückentwickelt, doch sie konnte mir keine genaue Antwort geben. Das ist leider bei Frau zu Frau unterschiedlich und man muss da einfach geduldig bleiben. Bei mir waren die ersten zehn Kilogramm schnell wieder unten, aber mit den restlichen zehn habe ich lange kämpfen müssen. Ich musste nach der Geburt noch drei Monate lang meine Umstandshose tragen. Es kann bis zu einem halben Jahr – und einiges an richtiger Ernährung – brauchen, bis das Gewicht wieder das alte ist.
Auch die Naht hat sich nun gemeldet. Ich konnte nicht länger als zehn Minuten spazieren gehen, bevor es angefangen hat, zu scheuern. Das war sehr unangenehm und es dauerte eine lange Zeit, bis die Wunde komplett abgeschwollen war. So hatte ich mir das nicht vorgestellt: dass ich nicht einmal mehr richtig gehen kann und nicht mehr richtig mobil bin.
Drei Wochen nach der Geburt wollte ich trotzdem unbedingt joggen gehen. Mein Mann hat mir davon abgeraten, meine Hebamme meinte nur, ich solle es versuchen. Natürlich dachte ich mir, ich könnte sofort wieder meine gewohnten zehn Kilometer laufen, und hatte nicht mit

eingeplant, wie sehr meine Kondition in den letzten zehn Monaten Schwangerschaft nachgelassen hatte. Schon nach den ersten drei Schritten habe ich gemerkt, wie mein so mitgenommener Intimbereich und die schöne Stickerei der Ärztin mit den Erschütterungen nicht gut umgehen konnten – gefühlt schleiften meine Schamlippen hinter mir auf dem Boden her. Aber ich wollte unbedingt rennen und habe mich trotz allem durch den Wald geschleppt. Ich war so verbissen, wollte, dass es mir das gleiche Glücksgefühl verschafft wie vor der Schwangerschaft. Doch das war nicht möglich, mein Körper war einfach noch nicht so weit und die ganze Aktion hat mehr Schaden als Freude gebracht. Das hat mich sehr frustriert: Da wollte ich mal etwas für mich als Person tun, nicht nur Mutter sein, und dann werde ich dafür bestraft.

Es dauerte zwei Monate, bis ich mich nach der Geburt körperlich wieder besser gefühlt habe. Erst dann konnte ich anfangen, Sport zu treiben, wenn auch nicht auf dem gleichen Level wie vor der Geburt. Dieser Ausgleich, mich beim Sport auspowern zu können, kam für mich in letzter Sekunde: Viel länger hätte ich es zu Hause nicht mehr ausgehalten. Ich bin geistig und mental in mich zusammengefallen, weil ich mich kaum bewegen konnte. Ich habe meinem Mann klipp und klar gesagt: Wenn ich jetzt nicht sofort mit meinem Sport anfangen kann, dann raste ich komplett aus. Der Sport ist für mich viel mehr als ein körperlicher Ausgleich: Er hilft mir auch seelisch, nach der Geburt wieder zu mir selbst zu finden.

Um meinen Körper wieder in Form zu bringen, habe ich mich ebenfalls zu einem Rückbildungskurs angemeldet. Es gab die Möglichkeit, den Kurs mit oder ohne Kind zu besuchen. Ich habe mich bewusst dafür entschieden, den Kurs ohne Kind zu absolvieren, weil diese Zeit einfach für mich sein sollte und ich nicht nebenher noch mein Kind beschäftigen wollte. Der Kurs fand achtmal statt und dauerte jeweils neunzig Minuten. Mir hat dieser Kurs sehr weitergeholfen, weil ich die Möglichkeit hatte, mich mit anderen Frauen zu vergleichen und zu sehen, dass sie auch mit den körperlichen Nachwirkungen der Geburt zu kämpfen hatten. Das hat mir ein bisschen Trost geschenkt. Sonst hätte ich mich gefühlt, als wäre ich die Einzige, die diese Probleme hat.

Wer denkt, dass man in diesem Kurs einfach ein bisschen die Beckenmuskulatur an- und entspannt, der liegt falsch. Ich habe im Kurs sehr viel Sport gemacht, geschwitzt und bin sogar mit Muskelkater aufgewacht. Da merkt man, wie extrem die Bauchmuskeln in Anspruch genommen wurden – nach der Geburt sind diese fast nicht mehr vorhanden. Der Kurs zeigte mir die richtigen Übungen, um meine Bauchmuskeln wieder anzutrainieren. Natürlich muss man die Übungen auch zu Hause wiederholen. Ich hatte vier oder fünf Monate nach der Geburt, auch dank des Kurses, fast wieder mein altes Gewicht.

Natürlich ist Beckenbodentraining ein Teil des Kurses. Das war enorm wichtig. Was viele nicht wissen: Trainiert man die Muskeln nach der Geburt nicht, kann es sein, dass man inkontinent wird. Das muss nicht sein, wenn man dementsprechend trainiert – nicht der einzige, aber auch ein wichtiger Grund, warum ich jeder Frau einen solchen Kurs wärmstens ans Herz legen würde.

Der Kurs hat mir auch deshalb viel gebracht, weil es meine neunzig Minuten Flucht vom Mutterdasein waren. So konnte ich mich zumindest einmal die Woche entspannen und ganz bei mir sein. Das hat mir die Kraft gegeben, die restliche Zeit eine gute Mutter zu sein. Ein weiterer Grund, warum ich jeder Mutter einen Rückbildungskurs empfehlen würde.

Ich glaube, ein Teil des körperlichen Kampfes findet im Kopf einer jeden Frau statt. Ich wollte nach der Geburt wieder den Körper zurück, den ich kannte: schlank, straff und sexy. Natürlich verlangt keiner von der jungen Mutter, dass sie nach ein paar Tagen wieder so aussieht wie vor der Schwangerschaft – aber ich habe das von mir selbst verlangt.

Der Körper braucht aber seine Zeit, wieder in Form zu kommen. Die Stars, die eine Woche nach der Geburt wieder über den Laufsteg schreiten, geben ein komplett falsches Bild. Eine solch schnelle Rekonvaleszenz ist nicht normal und man sollte sich diese Menschen nicht als Vorbild nehmen. Eine Schwangerschaft dauert zehn Monate – also kann die Rückbildungszeit genauso lange dauern. Mir wäre es besser gegangen, hätte ich davor gewusst, wie lange die körperlichen Beschwerden anhalten, nämlich bis zu mehreren Wochen und Monaten – und dass sie, am Ende, auch zu besiegen sind.

Dass meine Brüste nie wieder so toll aussehen werden wie vor der Geburt, damit habe ich mich inzwischen angefreundet. Doch mit der Zeit stellen sich die ersten, wenn auch kleinen, körperlichen Erfolge ein. Ich konnte meine Bauchmuskeln wieder fühlen und anspannen. Ich habe meine Kleidergröße wieder erobert und mein Körper sieht wieder so aus, wie ich ihn kenne. Das ist natürlich Balsam für mein Ego und ich fühle mich wieder wohl in meinem Körper. Hätte ich schon in der Schwangerschaft gewusst, dass es möglich ist, seine alte Figur – mehr oder weniger – wieder zurückzubekommen, dann wäre ich wahrscheinlich sehr viel weniger gestresst gewesen, was den körperlichen Aspekt angeht.

Um mich an „mich selbst“ und meinen Körper, als Frau, zu gewöhnen, war es mir auch wichtig, gewisse Pflege- und Schönheitsrituale wieder aufzunehmen. Ich musste lernen, mir die Zeit für Körperpflege zu nehmen und mich nicht komplett von meiner Rolle als Mutter schlucken zu lassen. Inzwischen weiß ich, wie wichtig die kleinen Momente sind, die ich mir selbst nehme, und würde sie auf keinen Fall missen wollen. Klar ist aber: Wenn meine Tochter Hunger hat oder schreit, dann steht sie an erster Stelle.
Für mich gehört dazu, dass ich meine Haare wieder regelmäßig tönen lasse. Das ist nicht nur ein Segen für mein Körpergefühl, sondern eine Stunde pure Entspannung. Zum ersten Mal seit langer Zeit konnte ich mir eine Gala-Zeitschrift durchlesen. Mein Mann, der in der Zeit auf unsere Tochter aufpasste, kam hin und wieder vorbei, wenn die Kleine Hunger bekam, hat mich danach aber wieder in Ruhe gelassen. Das ist also möglich, wenn man es nur will.
Natürlich war es harte Arbeit, meinen Körper zurückzuerobern. Ich habe ganz bewusst keine Süßigkeiten gegessen, auf Zucker verzichtet, wo ich konnte, und meinen Sport regelmäßig betrieben. Für mich persönlich ist es so, dass ich selbst als Mutter noch großen Wert auf mich und mein Aussehen lege. Meiner Meinung nach kann man das Kind nicht ewig als Ausrede verwenden, sich selbst als Person zu vernachlässigen. Als Mutter hat man eine Vorbildfunktion dem Kind gegenüber: sich gesund zu ernähren und auf sich zu achten, gehört mit dazu. Für den eigenen Körper ist jede Mutter selbst verantwortlich. Das empfinden nicht alle Frauen mit Kind so, ich finde es wichtig – für mich selbst und für meine Beziehung.
In der ersten Zeit nach der Geburt leidet die Beziehung natürlich. Kam mein Mann nach Hause, waren ich und die Tochter völlig kaputt und es gab kaum einen Moment, den ich mit meinem Mann in Zweisamkeit verbringen konnte. Erst nach drei oder vier Monaten war es langsam möglich, das Kind und die Beziehung unter einen Hut zu bringen. Wir aßen zu dritt oder machten Spaziergänge. Das ging deshalb einfacher, weil ich körperlich besser drauf war, mich wieder besser bewegen konnte und die Schmerzen nachgelassen hatten.
So findet man langsam zurück in seinen Alltag. Es ist sehr wichtig, dass man sich Mühe gibt, als Paar wieder zusammenzufinden, denn das Leben von mir und meinem Mann hat sich in den letzten Monaten doch stark verändert. Während er weiterhin in seiner Arbeitswelt unterwegs ist, lebe ich in einer ganz anderen Welt mit meiner Tochter. Wir müssen uns also beide aufeinander zubewegen, um Gemeinsamkeiten zu finden und unser Leben auch weiterhin zu teilen.

Mir ist es zum Beispiel ganz wichtig, dass mein Mann viele Momente mit seiner Tochter teilen kann und Sachen mit ihr macht, die ich nicht mache. Ich finde, der Fokus sollte nicht nur auf der Mama liegen. Mein Mann lässt meine Tochter oft auf seinem Bauch liegen oder wickelt sie nach Feierabend, damit sie auch eine Bindung zu ihm aufbauen kann. Ich glaube, das wird oft vergessen. Ist es doch einfacher, dass die Mama schnell wickelt – sie macht es ja sowieso den ganzen Tag. Das nimmt dem Vater aber die Möglichkeit, sein eigenes Kind besser kennenzulernen und Zeit mit ihm zu verbringen.
Zeit für Zweisamkeit, ohne Kind, gibt es in den ersten Monaten keine mehr. Ich habe meine Tochter voll gestillt und sie hat die Flasche verweigert, weshalb es mich und sie nur im Doppelpack gab. Die einzige Zeit, die ich und mein Mann für uns allein hatten, war, wenn unsere Tochter schlief. Aber meistens waren wir dann beide so erschöpft, dass wir uns nicht mehr lange auf den Beinen halten konnten. Natürlich verändert sich dadurch das Sexleben – in den ersten drei oder vier Monaten war aufgrund der Naht und Schmerzen sowieso nicht viel möglich. Als sich mein Körper wieder erholt hatte, kam auch langsam mein positives Körpergefühl zurück und ich konnte mich wieder als Frau wahrnehmen. Erst dann kommt wieder die Lust auf – doch das Sexleben hat sich nach einer Schwangerschaft doch grundlegend geändert. Schläft das Kind anfangs noch im Schlafzimmer, hat vor allem der Mann ein gewisses Schamgefühl. Auch wenn Sex noch immer möglich ist, so fehlt den intimen Begegnungen als Paar dann aber die Unbefangenheit und Spontanität, die sie früher hatten. Selbst Intimität muss nun geplant werden. Seit wir Eltern sind, bestimmt das Kind unseren Alltag. Unsere Beziehung als Paar steht nun an zweiter Stelle.
Das Muttersein verändert auch das soziale Umfeld. Ich merkte irgendwann, dass ich mich fast nur noch mit Müttern aus dem Vorbereitungskurs oder dem Rückbildungskurs traf. So schön es auch ist, die Erfahrung als Mutter mit anderen zu teilen, so fiel mir doch auf, dass man sich selbst in eine Ecke manövriert. Irgendwann war das Kind das einzige Thema, über das ich mit anderen sprach. Man kommt ganz leicht in einen Strudel rein, indem man sich nur noch mit Menschen unterhält, die in der gleichen Situation sind und die gleichen Erfahrungen durchmachen. Ich muss sagen, dass ich das als sehr einschränkend empfunden habe und deshalb aktiv daran gearbeitet habe, mit „anderen“ Menschen in Kontakt zu bleiben und meinen Freundeskreis weiter zu pflegen. Ich bin zwar Mama, aber ich bin immer noch ich selbst. Wenn ich mich mit Freunden verabrede oder mit ihnen telefoniere, dann will ich auch über andere Themen reden

als mein Kind und das Mamasein. Deshalb finde ich es besonders schön, mit Bekannten zu sprechen, die kein Kind haben.
Auch die Öffentlichkeit nimmt einen als Mutter anders wahr. Ein schöner Ausflug in die Stadt oder ins Grüne kann schnell problematisch werden, wenn das Baby Hunger bekommt und die einzige Rettung eine Stilleinlage ist. Einmal war ich auf dem Weg zum Einkaufen, die Kleine davor gestillt, es sollte also nicht zu Problemen kommen. Falsch gedacht: Sie schrie die Fußgängerzone zusammen und es ging nicht anders, die Brust musste raus. Also ab auf die nächste idyllische Parkbank, zwischen den Pennern und Alkoholikern, und gestillt.
Kaum hingesetzt, kam eine mit Rollator bewaffnete Oma vorbei, sah die Szene, und wollte helfen. Das war sicher gut gemeint, aber in der Durchführung eher schlecht gemacht. Sie begann also, mein Baby anzufeuern: „Komm, da ist die Milch, da ist die Milch!" – als wäre mein Kind ein Labrador. „Komm, da ist das Stöckchen, da ist das Stöckchen!" Dabei hatte sie ihren Blick fest auf das gemeinsame Ziel gerichtet: meine Brust. Ich fand es nicht gerade höflich, meine bis zum Bauchnabel ausgeleierte Brust anzustarren und mein Kind anzufeuern, dass es das Nippelchen finden soll. Böse war es nicht gemeint, auch als sie mir in einem Nebensatz zu verstehen gab, dass mein Baby, ihrer Meinung nach, nicht warm genug angezogen sei. Keine zehn Minuten später, dann im Supermarkt, sagte die zweite nette alte Dame dann, mein Kind sei viel zu warm angezogen.
Es wird manchmal wirklich anstrengend. Man wird als Mutter von allen Seiten angesprochen, angetoucht, angemacht, als ob die Geburt des Kindes einen quasi zu Freiwild hat werden lassen. Und vor allem: Jeder weiß es besser. Aus eigener Erfahrung, aus Erzählungen, aus Elternratgebern und von Google. Ich finde ja, dass mein Kind und ich schon wissen, was richtig ist.
Ein anderes Phänomen nach der Geburt sind die super freundlichen, gar nicht aufdringlichen Fotografen, die einen schon im Krankenhauszimmer belagern, und einem – gerne mehrmals am Tag – sagen: „Ihr müsst tolle Bilder von eurem Kind machen! Diesen Moment müsst ihr unbedingt festhalten!" Und wer ist dafür besser geeignet als eben dieser Fotograf, der sich gerade anbiedert: Nur er (oder sie) ist in der Lage, die weltschönsten Fotos für die Alben und die Fotopinnwand zu produzieren. Gestellte Fotos, wie man sie in jedem Haus von frisch gebackenen Eltern findet und immer genau die gleichen Posen: das Kind schön eingewickelt in die Kuscheldecke, mit einer süßen selbstgestrickten Mütze, gebettet auf Federn, mit süßen Engelsflügeln, die um den Neuling kreisen. Oder zwei Hände in

schwarz-weiß – denn auch die Neulinge in der Fotografie wissen, dass Schwarz-Weiß-Bilder gleich viel künstlerischer wirken. Oder aber der nackte Oberkörper des Kindesvaters, der sein nacktes Baby auf den Händen hält. Das Wohl des Kindes und vor allem des Vaters ist dabei zweitrangig, denn wenn man bei einem solchen Shooting Glück hat, dann pinkelt das Baby nur, wenn nicht ... man kann es sich denken.
Diese wundervollen Momente müssen natürlich unbedingt festgehalten werden. Das Ganze kostet, nicht überraschend, unwahrscheinlich viel Geld. Zum Glück war ich nach der Geburt wieder einigermaßen bei Verstand und wir haben uns das gespart. Wir haben der netten Fotografin, die sicher nur ihren Job machen wollte, dankend abgesagt. Warum brauche ich denn Erinnerungsfotos, die alle Eltern an der Wohnzimmerwand hängen haben, die immer die gleichen Positionen darstellen und die komplett austauschbar sind? Das ist ein anderes Beispiel dafür, wie werdenden Eltern das Geld aus der Tasche gezogen wird und eine weitere Situation, in der man als Mutter einfach stark bleiben und seinen eigenen Weg finden muss, ohne zu viel auf die Meinungen anderer zu geben.
Wie kann ich nun die Zeit nach der Geburt am besten zusammenfassen? Viele sagen, dass sie den Schmerz und die Scham einer Geburt im Glücksrausch danach wieder vergessen. Ich muss dagegenhalten: Ich werde mich an diese traumatische und einschneidende Erfahrung auf jeden Fall immer erinnern. Das finde ich gut so, denn genau dadurch habe ich die enge Bindung zu meinem Kind aufgebaut.
Wie in jeder anderen Phase der Schwangerschaft und Geburt ist es in den ersten Monaten zu Hause mit dem Kind ganz wichtig, dass man versucht, keine Wunder zu erwarten. Nebst den körperlichen Beschwerden und dem alltäglichen Stress sind die ersten Monate mit Kind eine wunderschöne Zeit, die man so nie wieder bekommt. Deshalb ist es umso wichtiger, zu versuchen, die Zeit auszukosten und zu genießen.
Aus den Erfahrungen, die ich in dieser Zeit gesammelt habe, bin ich auch schlau geworden. Für die Zukunft mit meiner kleinen Familie habe ich mir deshalb einige Dinge vorgenommen. Einmal werde ich mich nicht mehr allzu sehr stressen lassen – auch, wenn meine berufliche Zukunft noch in den Sternen steht. Erzwingen kann man nämlich gar nichts.
Zum anderen werde ich mich nicht verrückt machen, wenn es um die Entwicklung meiner Tochter geht. Es gibt unzählige Bücher, die einem erzählen wollen, wann das Kind welche Dinge gemeistert haben

soll. Diese Bücher lese ich mir ganz bewusst nicht durch. Ich werde mich nicht auf dem Spielplatz und im Bekanntenkreis mit anderen Müttern messen, die gerne das Spiel „Mein Kind kann schon das und das“ spielen, denn jedes Kind ist anders und funktioniert nach seiner eigenen inneren Uhr.
Außerdem bin ich mir sicher, dass ich in den nächsten Jahren mit meinem Kind noch viele Situationen erleben werde, in denen ich mir denke: „Hätte ich das mal früher gewusst.“ Doch nun weiß ich, dass sich das Leben selten so zeigt, wie andere es einem erzählen, wie es in den Büchern steht oder Filmen zu sehen ist. Mit diesem Gedanken hoffe ich, dass zukünftige Überraschungen mich weniger aufgewühlt zurücklassen, und freue mich schon jetzt darauf, sie gemeinsam mit meiner Familie zu entdecken. Das ist ja das Spannende daran, wenn man ein Kind bekommt: Man weiß nie genau, was für ein Paket man erhält und worauf man sich einlässt.
Über all den Stress und die Veränderungen, die meine Familiengründung mit sich brachte, habe ich vielleicht eines gelernt: selbst im Angesicht des größten Chaos die Dinge mit innerer Ruhe und Gelassenheit zu betrachten. Beeinflussen kann man die Zukunft nämlich sowieso nicht.

Schlusswort

Jetzt ist die Zeit gekommen, ein passendes Schlusswort für dieses Buch zu finden. Warum habe ich all diese Sachen so krass und deutlich aufgeschrieben? Ich war in meiner Schwangerschaft immer auf der Suche nach genau so einem Buch, in dem mir jemand ehrlich und ohne hüpfende rosa Einhörner unter Regenbögen die Wahrheit darüber erzählt, wie sie die Schwangerschaft und Geburt erlebt hat. Hier beschrieben sind meine persönlichen Erfahrungen; und jede Mutter wird die Zeit anders für sich wahrnehmen. Dennoch empfand ich diese Zeit als einen so krassen Einschnitt in meinem Leben, der mich so sehr verändert hat, dass ich meine Erfahrungen unbedingt mit anderen Leuten teilen wollte.

Ich habe Schmerzen und Qualen erlebt und oft an mir gezweifelt. Eben weil es nicht immer einfach war, habe ich eine so tiefe und feste Bindung zu meiner Tochter und liebe sie über alles. Auch mein Mann musste sehr viel mit mir durchleben in der Schwangerschaft und in der Zeit danach. Genau das macht ein Elternpaar aus: Man macht viel gemeinsam durch, lustige Sachen sowie schwierige Sachen. Ich finde, es ist an der Zeit, all diese Dinge genauso auszusprechen und das nicht mehr länger totzuschweigen oder zu verschönern.

Mir selbst hat es viel geholfen, meine Erfahrungen aufzuschreiben und zu teilen, und ich hoffe, dass ich einigen Paaren helfen und ihnen das Gefühl geben kann, dass sie nicht allein sind. Dass man auch einige Momente während der Schwangerschaft und als Eltern haben wird, in denen man sich nicht vom Glück erfüllt fühlt, sondern weinend zu Hause sitzt, obwohl man das größte Glück in den Armen hält.

Insbesondere möchte ich mit diesem Buch meinem Mann Florian danken. Er hat alles mit mir durchgemacht und kann mich immer noch angucken – und lieben. Dann möchte ich auch den beiden Annikas danken – die beiden werden wissen, wen ich meine. Sie waren die Einzigen, die mir ehrlich erzählt haben, wie sie Schwangerschaft und Geburt erlebten. Dann möchte ich meiner Hebamme danken, die mir mit Rat und Tat zur Seite stand, vor allem nach der Geburt, und immer ein passendes Mittelchen für Probleme hatte, sei es die Wundsalbe für die durchgebissenen Brustwarzen oder ein Sitzbad. Auch möchte ich den Leuten im Krankenhaus danken, die ihren Job einfach großartig gemacht haben.

Ich bin nicht Deutschlands schlechteste Mutter, ich bin aber vielleicht Deutschlands ehrlichste Mutter. Ich habe mir einfach immer wieder

die Frage gestellt: Warum spricht keiner ehrlich über die Schwangerschaft? Vielleicht kann ich mit diesem Buch andere Mütter ermutigen, offen über ihre Erfahrungen zu sprechen.
Ich hoffe auch, ihr hattet Spaß beim Lesen und ihr fühlt euch gestärkt für die Geburt und die Zeit danach. Vor allen Dingen hoffe ich, dass dieses Buch euch ein bisschen hilft, im Labyrinth zum Elternwerden den richtigen Weg zu finden.

Haftungsausschluss

Der Inhalt dieses Buches wurde mit größter Sorgfalt erstellt und überprüft. Für die Vollständigkeit, Aktualität und Richtigkeit der Inhalte kann jedoch keine Garantie oder Gewähr übernommen werden. Der Inhalt dieses Buches repräsentiert die persönlichen Erfahrungen und Meinungen des Autors und dient nur dem Unterhaltungszweck. Der Inhalt darf nicht mit medizinischer Hilfe verwechselt werden. Es wird keine juristische Verantwortung für Schäden übernommen, die durch kontraproduktive Ausübung oder Fehler des Anwenders entstehen. Es kann auch keine Garantie für Erfolg übernommen werden. Der Autor übernimmt daher keine Verantwortung für das Nicht-Erreichen der im Buch beschriebenen Ziele.

Es können Links zu anderen Webseiten im Buch vorhanden sein. Es besteht kein Einfluss auf die Inhalte dieser Webseiten, daher kann für diese Inhalte keine Gewähr übernommen werden. Die Webseiten wurden zum Zeitpunkt der Verlinkung auf mögliche Rechtsverstöße überprüft. Für die Inhalte der verlinkten Webseiten ist der jeweilige Anbieter bzw. Betreiber verantwortlich. Zum Zeitpunkt der Verlinkung konnten keine rechtswidrigen Inhalte festgestellt werden.

Impressum

Nora Deppermann
Heidmühlenweg 63f
25336 Elmshorn

Kontakt: nora.deppermann@web.de

Jahr der Veröffentlichung: 2019

40461810R00056

Printed in Poland
by Amazon Fulfillment
Poland Sp. z o.o., Wrocław